Het schrijven van een medisch-wetenschappelijk artikel

Dr. H.C. Walvoort
Dr. C.J.E. Kaandorp
Prof. dr. F.W.A. Verheugt
Dr. H. Veeken
Prof. dr. J. van Gijn

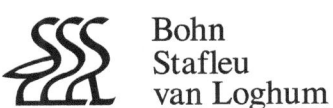

Houten 2010

© 2010 Bohn Stafleu van Loghum, onderdeel van Springer Media
Alle rechten voorbehouden. Niets uit deze uitgave mag worden verveelvoudigd, opgeslagen in een geautomatiseerd gegevensbestand, of openbaar gemaakt, in enige vorm of op enige wijze, hetzij elektronisch, mechanisch, door fotokopieën of opnamen, hetzij op enige andere manier, zonder voorafgaande schriftelijke toestemming van de uitgever.

Voor zover het maken van kopieën uit deze uitgave is toegestaan op grond van artikel 16b Auteurswet j° het Besluit van 20 juni 1974, Stb. 351, zoals gewijzigd bij Besluit van 23 augustus 1985, Stb. 471 en artikel 17 Auteurswet, dient men de daarvoor wettelijk verschuldigde vergoedingen te voldoen aan de Stichting Reprorecht (Postbus 3051, 2130 KB Hoofddorp). Voor het overnemen van (een) gedeelte(n) uit deze uitgave in bloemlezingen, readers en andere compilatiewerken (artikel 16 Auteurswet) dient men zich tot de uitgever te wenden.

Samensteller(s) en uitgever zijn zich volledig bewust van hun taak een betrouwbare uitgave te verzorgen. Niettemin kunnen zij geen aansprakelijkheid aanvaarden voor drukfouten en andere onjuistheden die eventueel in deze uitgave voorkomen.

met tekeningen van prof. dr. Jos W.M. van der Meer, internist
ISBN 978 90 313 82699
NUR 870

Ontwerp omslag en binnenwerk: Studio Bassa, Culemborg
Automatische opmaak: Cross Media Solutions - Ten Brink Alphen aan den Rijn

Bohn Stafleu van Loghum
Het Spoor 2
Postbus 246
3990 GA Houten

www.bsl.nl

Het schrijven van een medisch-wetenschappelijk artikel

Inhoud

	Voorwoord	11
1	**Wetenschappelijk publiceren valt te leren**	13
	De IMRaD-structuur	15
	Het moment van schrijven	16
	Van 'gaan schrijven' naar 'hebben geschreven'	16
	Literatuur	17
2	**Typen van klinisch-wetenschappelijk onderzoek**	19
	Vervolgonderzoek (cohortonderzoek)	20
	Beloop bij een groep patiënten	21
	Onderzoek naar determinanten van ziekte	22
	Prospectief en retrospectief	22
	Experimenteel-vergelijkend onderzoek (gerandomiseerde klinische trial)	23
	Patiënt-controleonderzoek	23
	Dwarsdoorsnedeonderzoek	24
	Casuïstische mededeling	25
	Literatuur	25
3	**Keuze van een tijdschrift en instructies voor auteurs**	27
	Eerdere publicatie over hetzelfde onderwerp	30
	Impactfactor	30
	Instructies voor auteurs	31
	Literatuur	32
4	**Wie is auteur en wat is de volgorde?**	33
	Wie is auteur?	34
	Wie is geen auteur?	35
	Hoeveel auteurs en in welke volgorde?	35
	Groepsauteurschap	36

	Spookauteurschap	37
	Danknoot/verantwoordingsnoot	37
	Omgaan met medeauteurs	38
	Literatuur	39
5	**Titel, samenvatting en abstract**	**40**
	Titel: het onderwerp, maar nog liever de boodschap	41
	Titel: kort, maar vooral informatief	42
	'Geestige' titels	43
	Samenvatting en Engels abstract	44
	Literatuur	45
6	**Inleiding**	**46**
	Samenvatting van bestaande kennis	47
	Beschrijving van het probleem	48
	Vraagstelling	49
	Literatuur	49
7	**Methoden en statistiek**	**50**
	Onderzoeksopzet	51
	Bestudeerde onderwerp	52
	Toestemming van medisch-ethische toetsingscommissie en van patiënten	54
	Uitkomstmaten	55
	Gegevensverzameling	55
	Statistische analyse	56
	Tot slot	57
	Literatuur	59
8	**Resultaten**	**60**
	De tekst van 'resultaten'	61
	Kenmerken van de bestudeerde patiënten of materialen	61
	Opsomming, geen historisch verslag	62
	Beschrijving, geen interpretatie	62
	Geen literatuurreferenties	62
	Exacte weergave	62
	Figuren en tabellen	64
	Tabel	64
	Grafiek	64
	Wetenschappelijke eerlijkheid	65

	Literatuur	66
9	**Beschouwing**	67
	Het begin	69
	Opvallende bevindingen	70
	Sterke en zwakke punten	71
	Gevolgen voor de praktijk van de geneeskunde	72
	Tot slot	73
	Literatuur	74
10	**Verantwoordingsnoot en belangenverstrengeling**	76
	Toetsing aan ethische criteria	78
	Bijdragen van (mede)verantwoordelijken	78
	Nadere informatie	80
	Trialregistratienummer	80
	Belangenconflict en financiële ondersteuning	81
	Aanvaardingsdatum	82
	Naschrift	82
	Dubbelpublicatie	82
	Literatuur	83
11	**Literatuurlijst**	84
	Welke literatuurreferenties komen in aanmerking?	85
	Welke literatuur hoort in de literatuurlijst?	86
	Is iedere bron acceptabel?	86
	Is een abstract voldoende om naar het artikel te verwijzen?	86
	Hoe te verwijzen	87
	De plaats van de verwijzing	87
	Lay-out van de literatuurlijst	88
	Niet-gepubliceerde bronnen	88
	Onvindbare bronnen	88
	Digitaal beschikbare bronnen	89
	Plagiaat, hyperloyaliteit, palimpsest en cryptomnesie	90
	Tot slot	90
	Literatuur	90
12	**Stijl**	91
	Rechttoe, rechtaan	92
	Zinnen	93

	Zinslengte	93
	Actieve vorm vaak beter dan lijdende	93
	Tegenwoordige of verleden tijd	94
	Dubbele ontkenningen	95
	Bungelende deelwoorden	95
	Storende haakjes	96
	Woorden	96
	Dubbelzinnigheid	96
	Pompeuze uitdrukkingen	97
	Afko's	97
	Dungels	98
	Besmet taalgebruik	98
	Niet te saai en niet te 'leuk'	98
	Een 'proeflezer' is onmisbaar	99
	Literatuur	99
13	**Aanbiedingsbrief**	100
	De boodschap	102
	Keuze van het tijdschrift	102
	De verantwoordelijkheden	104
	Belangenverstrengeling en financiële ondersteuning	104
	De contactpersoon	105
	Tot slot	105
	Literatuur	106
14	**Schrijven in het Engels**	107
	Het eerste begin	108
	Zelfhulpboeken	108
	Korte zinnen, gewone woorden	109
	Beruchte uitglijders	109
	'Who, which' en 'that'	110
	'As compared to'	110
	'Using' en andere bungelende deelwoorden	110
	Verstoppertje spelen	111
	Het juiste woord	111
	Tot slot	112
	Literatuur	113
15	**Beoordeling en revisie van een manuscript**	114
	Beoordeling door de hoofdredactie	115

	Beoordeling door referenten: wijzigen of herschrijven	117
	Revisie door de auteurs	118
	Aanvaarding	119
	Afwijzing	120
	Referenten	120
	Literatuur	121

16 Publiciteit en omgang met de publiekspers   122
   Tijdschriftbeleid   123
   Doel van de auteur   123
   Van artikel tot fout bericht   124
   Van zender naar ontvanger   125
   Informeren en controleren   127
   Sturen   128
   Literatuur   130

Voorwoord

Romanschrijvers worden misschien geboren, maar het schrijven van wetenschappelijke artikelen moet men leren. Als onderzoeker of redacteur hebben wij jarenlang schrijvende artsen begeleid bij het begrijpelijk op schrift stellen van hun bevindingen in de geneeskunde. Het plan voor het samenstellen van een handleiding voor beginnende auteurs groeide in een periode dat wij allen verbonden waren aan het *Nederlands Tijdschrift voor Geneeskunde*. De inhoud van dit boek is vooral algemeen bedoeld en heeft nadrukkelijk ook betrekking op internationale publicaties. In het Engels zijn al verschillende zelfhulpboeken voor auteurs beschikbaar (zie de literatuurlijst van hoofdstuk 1 *Wetenschappelijk publiceren valt te leren*). Deze hebben elk beslist hun verdiensten, maar ze vinden soms onvoldoende weerklank bij Nederlandse studenten geneeskunde en jonge artsen.

Wij willen onze erkentelijkheid uitspreken voor de kritische begeleiding die wij kregen van prof. dr. J. Vandenbroucke en zijn medewerkers, van de afdeling Klinische Epidemiologie van het Leids Universitair Medisch Centrum. Zij hebben elk hoofdstuk gelezen en van opbouwend commentaar voorzien. Voorts danken wij prof. dr. J.W.M. van der Meer, internist te Nijmegen, voor de tekeningen van zijn hand waarmee wij de tekst mochten verluchten. Drs. M. Kabos verzorgde de taalkundige redactie en gaf daarbij een aantal nuttige inhoudelijke tips.

Het onontkoombare lot van boeken als dit is dat ze niet spontaan worden geraadpleegd door degenen die er het meest behoefte aan hebben. Wij vertrouwen er echter op dat ook deze groep via hun begeleiders uiteindelijk toch de weg zal vinden. Onze inspanningen zijn geslaagd als de navolgende hoofdstukken ertoe leiden dat Nederlandse onderzoekers er nog beter dan tevoren in zullen slagen hun bevindingen te publiceren in nationale en internationale tijdschriften voor geneeskunde.*

Henk Walvoort
Carola Kaandorp
Freek Verheugt
Hans Veeken
Jan van Gijn

---

* De afzonderlijke hoofdstukken werden geschreven door Walvoort (2, 5, 7, 8, 9, 10, 11, 12, 15), Kaandorp (1, 5, 6, 7, 8, 10, 11, 16), Verheugt (3, 4, 6, 7, 9, 13, 14), Veeken (3, 15) en Van Gijn (1, 2, 4, 7, 9, 12, 13, 14, 16). F. van Kolfschooten was medeauteur van hoofdstuk 16.

I Wetenschappelijk publiceren valt te leren

Samenvatting
- Het voornaamste doel van een medisch-wetenschappelijke publicatie is het overbrengen van informatie.
- De voorschriften en conventies die daarbij gelden, staan beschreven in dit boek.
- De nadruk ligt daarbij op oorspronkelijk onderzoek, in het Nederlands of in het Engels.
- Wij richten ons in het bijzonder op beginnende auteurs.
- Het hoeft niet moeilijk te zijn om een artikel te schrijven dat de redacteuren en de lezers kunnen begrijpen, maar het gaat ook niet helemaal vanzelf.
- Het belangrijkste vereiste is dat men iets te zeggen heeft.

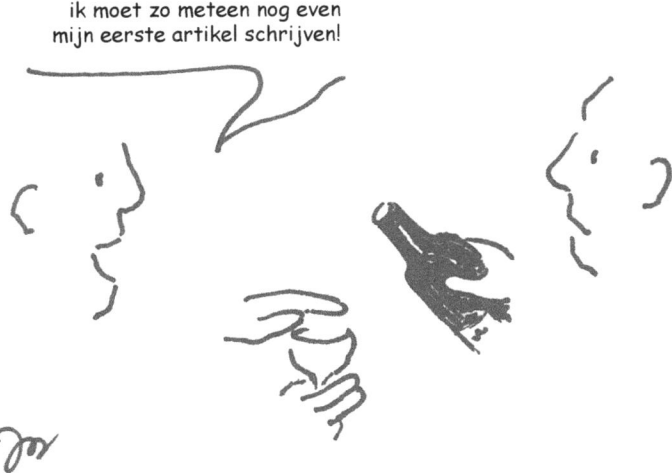

Het voornaamste doel van een medisch-wetenschappelijke publicatie is het overbrengen van informatie. Het is een middel waarmee een of meer artsen of andere medewerkers in de gezondheidszorg een bepaalde boodschap overbrengen aan hun collegae, over iets nieuws of iets leerzaams. Niet-schrijvers wijzen wel eens, lichtelijk meesmuilend, op een bijkomend voordeel van publiceren, namelijk het bevorderen van de eigen carrière: het bemachtigen van een opleidingsplaats of het bereiken van een academische rang. Natuurlijk: wie schrijft blijft, terwijl gesproken woorden verwaaien. Maar met zo'n dooddoener wordt voorbijgegaan aan een andere en minstens even gewichtige bijzaak, namelijk het plezier dat het schrijven met zich mee kan brengen. De plicht om het de lezer niet onnodig moeilijk te maken leidt tot het herschikken van woorden, maar ook van gedachtegangen. Al schrijvend gaat een auteur helderder denken.

Ook wie van nature al gemakkelijk schrijft, moet tot op zekere hoogte de kunst van het wetenschappelijk publiceren nog aanleren. Er gelden daarbij nu eenmaal zekere voorschriften en conventies, die niet vanzelfsprekend zijn. En wie zich daarvan niet bewust is, wordt er snel genoeg op gewezen door tijdschriftredacties en hun adviseurs, die als 'proeflezers' een keuze maken uit de aangeboden artikelen. Wetenschappelijk publiceren is iets moeilijker aan te leren dan fietsen, maar is lang niet zo moeilijk als vioolspelen.

De hoofdstukken in dit boek zijn bedoeld om beginnende auteurs daarbij te helpen, als aanvulling op wat zij kunnen leren van meer ervaren collegae. Natuurlijk zijn er ook zelfhulpboeken op dit terrein verschenen,[1-5] maar die zijn vaak voor een exclusief Engelstalig publiek geschreven of niet meer volledig actueel. Overigens hebben de aanwijzingen in dit boek vooral een algemene strekking, gericht op zowel internationale als Nederlandstalige publicaties. Alleen nu en dan maken we even een uitstapje naar omstandigheden die speciaal gelden voor het *Nederlands Tijdschrift voor Geneeskunde* (NTvG). De voorbeelden in dit boek hebben bijna steeds betrekking op klinisch-wetenschappelijk onderzoek, waarbij de patiënt de 'eenheid van onderzoek' is, maar het merendeel van de informatie is even goed bruikbaar voor manuscripten over laboratoriumonderzoek met een medische achtergrond.

De IMRaD-structuur

Het archetype van een medisch-wetenschappelijke publicatie is het 'oorspronkelijk onderzoek', d.w.z. een verslag waarin iets nieuws wordt gemeld. Daarnaast bestaan meer didactisch getinte publicaties met elk een eigen vorm, zoals overzichtsartikelen, begeleidende commentaren en – specifiek voor het NTvG – klinische lessen.

Tabel 1.1 De structuur van de tekst van een oorspronkelijk artikel.
titel, auteurs, correspondentieadres
samenvatting, abstract
inleiding ('waarom?')
methoden ('hoe?')
resultaten ('wat?')
beschouwing ('en nu?')
verantwoordingsnoot
literatuurreferenties
tabellen
figuuronderschriften

De structuur van een oorspronkelijk artikel heeft zich in de loop van de tijd ontwikkeld tot een min of meer vast patroon (tabel 1.1). Dit geldt vooral de hoofdtekst, die ongeacht het tijdschrift uit vier opeenvolgende onderdelen bestaat. Deze vorm staat bekend als de IMRaD-structuur ('introduction, methods, results and discussion'). Zoals een voormalig hoofdredacteur van de BMJ schrijft:

> '*Structuur aanbrengen is het moeilijkste deel van het schrijven, maar het belangrijkste. Je hebt structuur nodig om te voorkomen dat de lezers verdwalen: ze moeten weten waar ze vandaan zijn gekomen, waar ze nu zijn en waar ze naar toe gaan. Het is heel deprimerend om in een zee van woorden verdwaald te raken. De meeste lezers die verdwalen, geven het gewoon op. Het mooie van de IMRaD-structuur is dat deze bekend is bij auteurs en bij lezers en dat maakt het leven voor beiden gemakkelijker.*'[6]

In de inleiding leggen de auteurs uit waarom zij aan het onderzoek zijn begonnen en welke vraag zij trachten te beantwoorden. Het deel 'methoden' bevat de verantwoording die nodig is om lezers in staat te stellen te begrijpen hoe het onderzoek is gedaan (bijv. patiëntenselectie of laboratoriummethoden). Ook moeten de gegevens voldoende zijn om herhaling van het onderzoek mogelijk te maken. Het deel 'resultaten' beschrijft de eigenlijke onderzoeksgegevens. In de beschouwing geven de auteurs aan in hoeverre de onderzoeksvraag uit de inleiding is beantwoord door de verkregen onderzoeksresultaten. Zij houden de resultaten tegen het licht van wat bekend was, bespreken sterke en zwakke punten in de onderzoeksmethode en geven aan wat nog gedaan moet worden.

De immunoloog Medawar heeft wel eens gekscherend beweerd dat deze vaste structuur misleidend is, omdat de vraagstelling nogal eens verandert in de loop van een onderzoek.[7] Toch is het tamelijk uitzonderlijk als de resultaten er het eerst zijn en de vraagstelling er pas later bij verzonnen wordt; de neuroloog Van Crevel vergeleek die situatie met het verhaal van baron Von Münchausen, die zich aan zijn eigen haren uit het moeras zou hebben getrokken. Bovendien is een artikel niet een historisch verslag van het onderzoek: de onderzoeksresultaten worden gerangschikt in het licht van de onderzoeksvraag en niet op de chronologische volgorde waarin ze werden verkregen.

Het moment van schrijven

De delen 'inleiding' en 'methoden' kan men eigenlijk al schrijven voordat het daadwerkelijke onderzoek begint. Vaak zal dat inderdaad al gebeurd zijn, ten behoeve van een subsidieaanvraag of voor het verkrijgen van goedkeuring van een medisch-ethische commissie. Maar ook voor projecten waaraan geen subsidiegever of ethische toetsing te pas komt, is het nuttig die twee onderdelen van het latere artikel in een protocol vast te leggen. Het voordeel is niet zozeer dat dit werk dan alvast gedaan is, maar dat de auteur zijn of haar gedachtegang door het schrijven nog eens ordent. Die werkwijze maakt het mogelijk om bijtijds kronkelredeneringen in de vraagstelling of praktische hobbels in de uitvoering op het spoor te komen.

Van 'gaan schrijven' naar 'hebben geschreven'

Dankzij de IMRaD-structuur is het schrijven van een oorspronkelijk artikel in wezen 'slechts' een invuloefening. Toch is ook dan enig elan gewenst. Een auteur die ondanks goede bedoelingen moeite heeft met het daadwerkelijke schrijven, kan zich opladen door nog eens te bedenken waarom het artikel eigenlijk moet worden geschreven. Is publicatie alleen een morele verplichting ten opzichte van de patiënten en collegae die aan het onderzoek hebben bijgedragen? Of nodig voor het verkrijgen van nieuwe onderzoeksgelden? Kunnen de resultaten de gezondheidszorg verbeteren? Zijn er argumenten onderbelicht in een wetenschappelijke of maatschappelijke discussie? Verbetert publicatie de reputatie van de onderzoeker of het onderzoeksteam? Als er bij nader inzien geen goede reden is, kan het artikel beter ongeschreven blijven.

Als er daarentegen wel echt iets te melden valt, is schrijven vervolgens een kwestie van gaan zitten en doorzetten. Vóór het eigenlijke schrijven van een onderzoeksverslag is het handig om een plan te maken. Dat begint met de vraag die de auteurs zullen beantwoorden en met het tijdschrift (en de rubriek) waarmee de doelgroep het beste wordt bereikt. Bepaal vervolgens de indeling, dus de kopjes of onderwerpen voor de diverse onderdelen van het artikel, en ook de tabellen en figuren. Daarna kan het invullen beginnen. Het is nuttig om daarbij gebruik te maken van de auteursinstructies van het beoogde tijdschrift. Als de eerste, voorlopige versie op papier staat, kan men deze het beste na een paar dagen opnieuw bekijken. De tweede versie is presentabel voor de medeauteurs. Op grond van hun opmerkingen zal de derde versie al een stuk beter zijn. Die kan de auteur weer laten zien aan medeauteurs, en vervolgens ook aan niet-ingewijde bekenden. De vierde of vijfde versie kan men ten slotte vervolmaken aan de hand van de aanwijzingen van het beoogde tijdschrift: titelbladzijde, samenvatting, literatuurlijst en dergelijke, maar ook opmaak, spelling en aanbiedingsbrief.

Natuurlijk moet het artikel geen compleet levenswerk zijn, waarin alles staat wat er is te zeggen over het betreffende onderwerp. Het enige doel is dat het 'de boodschap' overbrengt. De redacteuren en de lezers moeten het kunnen begrijpen. Niet meer dan dat. Die opgave is niet heel moeilijk te volbrengen als de auteur zich laat inspireren door de hoofdstukken in dit boek.

Literatuur

1 Day RA, Gastel B. How to write and publish a scientific paper (6e druk). Westport, Connecticut: Greenwood Press, 2006.

2 Matthews JR, Matthews RW. Successful scientific writing: a step-by-step guide for the biological and medical sciences. Cambridge: Cambridge University Press, 2007.
3 Overbeke AJPM, Gijn J van, Hart W, Walvoort HC. Publiceren in biomedische tijdschriften. Houten: Bohn Stafleu Van Loghum, 1999.
4 Peat J, Elliott E, Baur L, Keena V. Scientific writing, easy when you know how. Londen: BMJ Books, 2002.
5 Fraser J. How to publish in biomedicine. 500 tips for success. 2e druk. Abingdon: Radcliffe Publishing, 2008.
6 Smith R. Quality improvement reports: a new kind of article. BMJ. 2000;321: 1428.
7 Medawar, P. Is the scientific paper a fraud? In: Medawar PW. The threat and the glory – reflections on science and scientists. Oxford: Oxford University Press, 1990. pp. 228-33.

2 Typen van klinisch-wetenschappelijk onderzoek

Samenvatting
- Onderzoekers kunnen uit diverse typen onderzoek kiezen voor het ontrafelen van de medische werkelijkheid.
- Bij vervolgonderzoek (cohortonderzoek) is het verstrijken van de tijd een essentieel element van de onderzoeksopzet. Deze vorm van onderzoek kan beschrijvend zijn (patiëntenserie of onderzoek naar determinanten van ziekte, in beide gevallen prospectief of retrospectief) of experimenteel-vergelijkend van aard.
- Met patiënt-controleonderzoek kan men retrospectief oorzakelijke factoren voor ziekte opsporen.
- In dwarsdoorsnedeonderzoek worden prevalenties op één moment vastgelegd.
- In een casuïstische mededeling kan een ziektegeschiedenis wijzen op een nieuwe ziekte, een nieuwe ziekteoorzaak, een nieuwe behandeling of een nieuwe bijwerking.

Voor het eerste belangrijke natuurwetenschappelijke tijdschrift, *Philosophical Transactions of the Royal Society of London* (opgericht in 1665), gold als belangrijkste criterium voor publicatie of iets waar was, in tweede instantie of het nieuw was en ten derde of het interessant was. Voordien was men gewend om voor 'ware' uitspraken te verwijzen naar autoriteiten uit lang vervlogen eeuwen, zoals de Romeinse arts Galenus (131-201). Maar met de opkomst van het mechanistisch wereldbeeld, onder invloed van denkers zoals Descartes (1596-1650), wilde men zelf onderzoeken hoe de werkelijkheid in elkaar stak.
Hoe wist men of een bevinding 'waar' was? Als deze door een ander kon worden herhaald. En waar kon men vinden wat anderen hadden ontdekt? In een tijdschrift dat dergelijke bevindingen publiceert en daarmee wereldkundig maakt. Het vastleggen van onderzoeksresul-

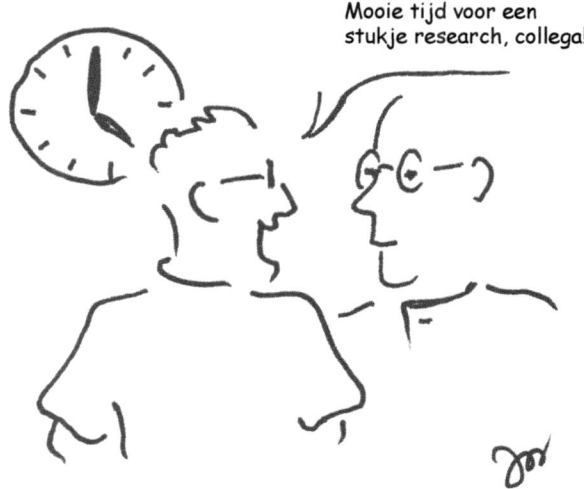

taten is nog steeds de belangrijkste functie van wetenschappelijke tijdschriften. Dit dient de gemeenschap en markeert tevens het intellectueel eigendom.

Tegenwoordig hanteren redacties van medisch-wetenschappelijke tijdschriften aanvullende criteria voor publicatie en ook is de hiërarchie van de criteria anders. In eerste instantie moeten de bevindingen nieuw zijn en relevant voor de klinische praktijk. In tweede instantie moeten ze natuurlijk ook plausibel en daardoor mogelijk waar zijn, maar niet alles wat mogelijk waar is, is daarmee ook interessant. Onderzoekers kunnen inmiddels uit een behoorlijk aantal typen onderzoek kiezen voor het ontrafelen van de medische werkelijkheid. In dit hoofdstuk bespreken wij welke onderzoekstypen tot een zinvolle publicatie kunnen leiden.

Vervolgonderzoek (cohortonderzoek)

Bij vervolg- of follow-uponderzoek is het verstrijken van de tijd een essentieel element van de onderzoeksopzet. Binnen die definitie vallen verschillende vormen. Steeds wordt een groep patiënten (cohort) met een bepaalde, natuurlijk goed omschreven, aandoening of blootstelling door de tijd gevolgd. De term 'cohort' suggereert dat de vervolgperiode voor alle patiënten op hetzelfde ogenblik begint. Soms is dat ook zo, maar vaak wordt die situatie kunstmatig gereconstrueerd (figuur 2.1).

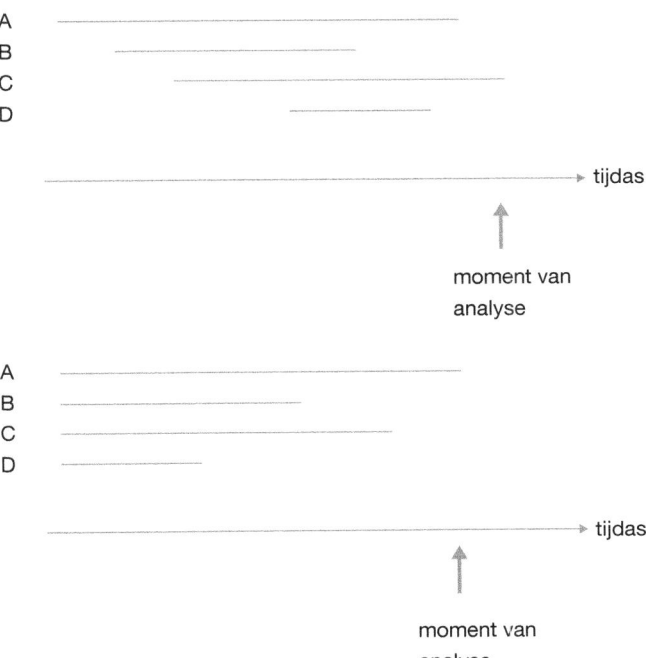

Figuur 2.1 *Principe van een vervolgonderzoek.*
Een groep van patiënten (in dit geval 4 in getal) die gedurende verschillende perioden worden gevolgd (met verschillen in begintijdstip en in tijdsduur), wordt gereconstrueerd tot een 'cohort', waarbij de begintijdstippen gelijkgezet worden. De bovenste figuur geeft de werkelijkheid weer, de onderste figuur de reconstructie. Voor het rekenen met steeds kleinere aantallen patiënten in de noemer bij het toenemen van de observatieduur bestaan speciale statistische technieken ('overlevingscurve').

BELOOP BIJ EEN GROEP PATIËNTEN
Een veel voorkomende vraagstelling bij een vervolgonderzoek betreft de prognose. Zo kan men berekenen dat van een groep van 200 patiënten met een bepaalde vorm van borstkanker na 5 jaar er nog 80 in leven zijn (40%). In dat geval zullen alle patiënten een bepaalde vorm van behandeling hebben ondergaan. Dan gaat de beschrijving dus

zowel over het beloop van de ziekte als over het resultaat van de behandeling. Bij een ziekte waarvoor geen behandeling met bewezen effectiviteit bestaat, geeft de beschrijving het natuurlijke beloop weer. De term 'beschrijven' houdt in dat men geen directe vergelijking trekt – noch met een andere behandeling, noch met niet-behandelen, maar dat men alleen waarnemingen vastlegt. Wel kan men een indirecte vergelijking maken met een andere groep patiënten. Die vergelijkingen gaan natuurlijk vaak mank doordat niet alleen de behandeling verschilt, maar ook allerlei andere factoren die het beloop kunnen beïnvloeden (verstorende variabelen of 'confounders').

ONDERZOEK NAAR DETERMINANTEN VAN ZIEKTE
Hierbij kan men een groep gezonde mensen volgen met een bepaalde risicofactor (bijvoorbeeld hormoonsubstitutie na de menopauze), tegelijk met een controlegroep zonder die risicofactor. Na verloop van tijd blijken vrouwen die met hormoonsubstitutie worden behandeld, vaker borstkanker te krijgen dan de anderen.[1] Een determinant is soms tevens een oorzakelijke factor, maar we mogen samenhang en oorzaak niet door elkaar halen.[2] Zo is het dragen van aanstekers een determinant van longkanker, maar niet een oorzakelijke factor.

PROSPECTIEF EN RETROSPECTIEF
Bij vervolgonderzoeken kunnen we onderscheid maken tussen die met retrospectieve en die met prospectieve onderzoeksopzet. Over de termen 'prospectief' en 'retrospectief' bestaat soms verwarring.[3] Meestal, en ook in dit hoofdstuk, gaan deze definities uit van een scheidslijn op het moment dat het onderzoek begint: waarnemingen bij patiënten uit de tijd vóór dat moment zijn retrospectief en waarnemingen na dat moment zijn prospectief. Het verschil is meer praktisch dan principieel: het verzamelen van gegevens gebeurt nu eenmaal vollediger wanneer dat in het kader van een onderzoek gebeurt. Minder gebruikelijke definities van 'retrospectief' zijn (a) alle gegevens die in het verleden zijn verzameld en (b) een patiënt-controleonderzoek waarbij van gevolg naar oorzaak wordt geredeneerd (zie verderop).
Prospectief onderzoek is eenvoudig van opzet, maar de uitvoering ervan is tijdrovend en kostbaar. Retrospectief onderzoek is daarbij vergeleken vrij simpel uit te voeren, maar het kent veel valkuilen. Een eerste, fatale fout is het ontbreken van een heldere vraagstelling. Dat geldt voor alle onderzoek, maar in dit geval leidt het tot een onhan-

teerbare en onverteerbare wirwar aan gegevens. De kunst is om aan het begin de vraag terug te brengen tot een deelaspect.[3] Een tweede, praktisch probleem is dat de dossiers lang niet altijd zijn terug te vinden. Sommige ervan zijn vernietigd, omdat de patiënten gedurende een aantal jaren niet meer zijn teruggezien. Dat kan betekenen dat de patiënt overleden is (voor een vervolgonderzoek een belangrijk gegeven) of dat de patiënt is verhuisd; in het laatste geval maakt het nogal verschil of patiënt naar een verpleeghuis ging of dat deze verhuisd is wegens een nieuwe werkkring. Ten derde ontbreken in elk dossier talrijke gegevens, soms ook relevante, zoals de invloed van de klachten op het dagelijks functioneren.[4] Dit alles heeft tot gevolg dat de onderzoeksgroep op allerlei manieren vertekend kan zijn.

Experimenteel-vergelijkend onderzoek (gerandomiseerde klinische trial)

In de klassieke, prospectieve onderzoeksopzet worden de experimentele groep en de controlegroep tegelijkertijd opgebouwd, door aselecte toewijzing van patiënten aan de experimentele behandeling of de standaardbehandeling.[5] Die aselecte ('gerandomiseerde') toewijzing moet ervoor zorgen dat de prognose in de experimentele groep zo veel mogelijk gelijk is aan die in de controlegroep. In het ideale geval zijn bovendien zowel de patiënten als de artsen die het resultaat moeten beoordelen, niet op de hoogte van de gegeven behandeling ('dubbelblind'). Over deze onderzoeksopzet bestaan goede monografieën.[6] De uitvoering van zulk onderzoek vergt meestal jaren werk en is vaak van praktisch belang voor de internationale medische gemeenschap. Als het belangrijk werk van Nederlandse bodem is, verschijnt de eerste publicatie dan ook meestal eerst in een Engelstalig blad, maar vaak spoedig daarna in het *Nederlands Tijdschrift voor Geneeskunde*, als een zogenaamde dubbelpublicatie.

Patiënt-controleonderzoek

Dit type onderzoek richt zich op het identificeren van ziekteoorzaken, maar op een omgekeerde manier als bij het vervolgonderzoek. Er wordt namelijk van gevolg naar oorzaak geredeneerd, waarbij men teruggaat in de tijd. Een klassiek voorbeeld is het onderzoek van enkele gynaecologen in Boston die aan het einde van de jaren zestig van de vorige eeuw maar liefst 8 jonge vrouwen hadden behandeld wegens een adenocarcinoom van de vagina, een vóór die tijd zeer zeldzame aandoening.[7] Allen waren geboren tussen 1946 en 1951. Voor het nagaan van relevante factoren in de voorgeschiedenis werden voor elke patiënt 4 controlepersonen gezocht die in dezelfde periode geboren waren. Van de 8 moeders van de patiënten waren er 7 tijdens het eerste trimester van de zwangerschap behandeld met di-ethylstilbestrol (DES), tegen géén van de 32 'controlemoeders' – een statistisch significant verschil.

Met deze onderzoeksmethode kunnen we dus zonder jarenlange inspanningen belangrijke determinanten van ziekten opsporen. Wel moet men bedenken dat het selecteren van een goede controlegroep moeilijk is, waardoor ongewild vertekening van de resultaten kan ontstaan. En niet iedere determinant is een oorzaak, zoals we hebben gezien.

Dwarsdoorsnedeonderzoek

Dit type onderzoek is in theoretisch opzicht het eenvoudigst van opzet: een grote groep gezonde mensen of patiënten wordt op één ogenblik in de tijd onderzocht op een bepaald kenmerk. Zo werden in de regio Amersfoort calcidiol en calcium bepaald in het bloed van 131 zwangere vrouwen van niet-westerse afkomst in de 10e en/of de 30e zwangerschapsweek. Bij 55% van hen werd een ernstige deficiëntie gevonden, tegen 5% in een veel grotere groep van autochtone zwangeren. Bij onderzoek van navelstrengbloed van pasgeborenen waren de bevindingen vergelijkbaar met die van hun moeders.[8] Een ander voorbeeld is een onderzoek met vragenlijsten bij ruim 1700 patiënten die de huisarts bezochten. Daarin vond men dat de prevalentie van somatoforme stoornissen in deze groep ongeveer 16% bedroeg en dat bij de patiënten met deze stoornissen een angststoornis of depressieve stoornis meer dan 3 maal zo vaak voorkwam als verwacht mocht worden op basis van de prevalentie in de algemene bevolking.[9]

Onderzoek naar de waarde van een diagnostische methode kan men als een bijzondere vorm van dwarsdoorsnedeonderzoek beschouwen. De nieuwe methode wordt dan bij een groep patiënten vergeleken met een beproefde methode, de 'gouden standaard'.[10]

Casuïstische mededeling

Wanneer is een 'interessante patiënt' boeiend genoeg voor een breed publiek van medici? Een ziektegeschiedenis die leerzaam is voor de wekelijkse patiëntenbespreking van een ziekenhuisafdeling is dat lang niet altijd voor een breder publiek. Zeldzaamheid op zichzelf is vanuit wetenschappelijk oogpunt oninteressant. Toch kan een casuïstische mededeling wel degelijk wetenschappelijke waarde hebben.[11] Voorbeelden zijn een fatale infectie met een vogelgriepvirus (een 'nieuwe' ziekte),[12] gastro-enteritis door salmonellose afkomstig van slangen die als huisdier gehouden worden (een nieuwe ziekteoorzaak),[13] thalidomide als behandeling van gastro-intestinaal bloedverlies door angiodysplasieën (een nieuwe behandeling),[14] of spontane bilaterale ruptuur van de achillespezen bij een oudere vrouw door behandeling met prednisonstootkuren (bijwerking van een behandeling).[15]

Casuïstische mededelingen kunnen behalve wetenschappelijk nieuws ook didactische aspecten bevatten. Verschillende algemeen medische tijdschriften hebben ook daar belangstelling voor. Voorwaarde is dat het verhaal voor meer dan één specialisme interessant is. Een voorbeeld is een artikel over twee jonge mannen met de bof, waardoor lezers uit verschillende specialismen geattendeerd worden op het nog steeds vóórkomen van deze ziekte.[16] Daarbij moet de stijl liefst vlot en helder zijn – iets wat talent, ervaring en inspanning vereist.

Literatuur

1. Vandenbroucke JP, Leeuwen FE van, Helmerhorst FM. Borstkanker en hormoongebruik rond de menopauze. Ned Tijdschr Geneeskd. 2003;147:1829-34.
2. Gijn J van, Rooijmans HG. Dwalingen in de methodologie. IV. Causaliteit. Ned Tijdschr Geneeskd. 1998;142:1765-7.
3. Vandenbroucke JP. Een recept voor een klinisch-wetenschappelijk leeronderzoek. Ned Tijdschr Geneeskd. 1989;133:34-8.
4. Crevel H van, Gijn J van. Klinimetrie: hoe gaat het met de patiënt? Ned Tijdschr Geneeskd. 1990;134:7-11.
5. Gijn J van. 50 jaar klinische trials; een nieuw kompas in de geneeskunde. Ned Tijdschr Geneeskd. 1999;143:1-3.
6. Haynes RB, Sackett DL, Guyatt GH, Tugwell P. Clinical epidemiology – how to do clinical practice research. 3 ed. Philadelphia: Lippincott, Williams & Wilkins, 2006.

7   Herbst AL, Ulfelder H, Poskanzer DC. Adenocarcinoma of the vagina. Association of maternal stilbestrol therapy with tumor appearance in young women. N Engl J Med. 1971;284:878-81.
8   Wielders JP, Dormael PD van, Eskes PF, Duk MJ. Ernstige vitamine D-deficiëntie bij ruim de helft van de niet-westerse allochtone zwangeren en hun pasgeborenen. Ned Tijdschr Geneeskd. 2006;150:495-9.
9   Waal MW de, Arnold IA, Eekhof JA, Hemert AM van. Somatoforme stoornissen in de huisartspraktijk: prevalentie, functionele beperkingen en comorbiditeit met angst en depressie. Ned Tijdschr Geneeskd. 2006;150:671-6.
10 Bossuyt PM, Reitsma JB, Bruns DE, Gatsonis CA, Glasziou PP, Irwig LM, et al. Verslaglegging van diagnostisch evaluatieonderzoek volgens een standaardmethode; de 'Standards for reporting of diagnostic accuracy' (STARD). Ned Tijdschr Geneeskd. 2003;147:336-40.
11 Vandenbroucke JP. Het belang van medische casuïstiek te midden van 'evidence-based' geneeskunde en moleculaire verklaringen. Ned Tijdschr Geneeskd. 2002;146:1699-703.
12 Kemink SA, Fouchier RA, Rozendaal FW, Broekman JM, Koopmans M, Osterhaus AD, et al. Een fatale infectie door aviair influenza-A (H7N7)-virus en aanpassing van het preventiebeleid. Ned Tijdschr Geneeskd. 2004;148:2190-4.
13 Bruins MJ, Boer AM de, Ruijs GJ. Gastro-enteritis door salmonella afkomstig van als huisdier gehouden slangen. Ned Tijdschr Geneeskd. 2006;150:2266-9.
14 Koning DB de, Drenth JP, Friederich P, Nagengast FM. Thalidomide als behandeling bij recidiverend gastro-intestinaal bloedverlies op basis van intestinale angiodysplasieën. Ned Tijdschr Geneeskd. 2006;150:1994-7.
15 Wolf MM de, Krans A van der, Frijns CJM. Spontane bilaterale achillespeesruptuur bij een oudere vrouw met prednisonstootkuren en in de voorgeschiedenis polymyalgia rheumatica. Ned Tijdschr Geneeskd. 2006;150:2155-8.
16 Brummelen SE van, Vries E de, Schneeberger PM, Binnendijk RS van, Lestrade P, Wever PC. Twee patiënten met de bof. Ned Tijdschr Geneeskd. 2006;150:1732-5.

3 Keuze van een tijdschrift en instructies voor auteurs

Samenvatting
- Bij de keuze van het tijdschrift voor de publicatie van een artikel gelden de volgende overwegingen: wetenschappelijk aanzien van het tijdschrift; doelgroep(en) waarvoor men schrijft; algemeen of specialistisch karakter van het tijdschrift; landelijke of internationale verspreiding van het tijdschrift; eerdere publicatie over het onderwerp of van de auteurs in het tijdschrift.
- De impactfactor van een tijdschrift is een maat voor de frequentie waarmee een 'gemiddeld' artikel van het tijdschrift in de twee jaar nadien geciteerd is; deze geeft de status van het tijdschrift aan.
- Elk tijdschrift heeft eigen instructies voor auteurs, waaraan men zich strikt moet houden.

Wie een oorspronkelijk artikel heeft geschreven, wil dit het liefst publiceren in een tijdschrift dat door veel mensen gelezen wordt. Hoe meer mensen het artikel lezen, hoe groter de kans dat er ooit naar wordt teruggewezen. Hoe vaker naar artikelen in een tijdschrift wordt verwezen, hoe hoger de status van het tijdschrift. De citatiescore, het curriculum vitae en de naamsbekendheid van de auteurs varen er ook wel bij. Dat veel auteurs kiezen voor een internationaal Engelstalig tijdschrift is daarom begrijpelijk.

Algemeen medische tijdschriften, zoals de *The New England Journal of Medicine*, *The Lancet* en het *Nederlands Tijdschrift voor Geneeskunde (NTvG)*, hebben de meeste lezers. Veel auteurs wagen het er daarom op hun manuscript eerst bij deze bladen aan te bieden (tabel 3.1). De lat ligt bij deze tijdschriften echter hoog. Hun redacties selecteren artikelen die voor een groot, divers, lezerspubliek interessant zijn. De boodschap van veel inzendingen zal echter vaak toegespitst zijn op een (deel)specialisme en is daardoor minder interessant voor het alge-

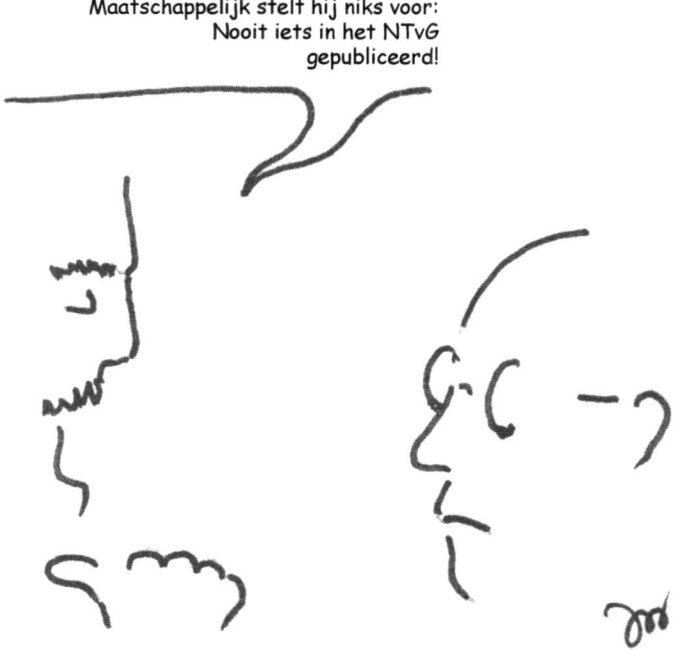

meen medisch lezerspubliek. Voor deze inzendingen kunnen auteurs beter bij voorbaat kiezen voor specialistische tijdschriften. Die zijn er genoeg, zowel in het Engels als in het Nederlands (tabel 3.1).
Het totale aantal lezers van deze tijdschriften voor deelgebieden van de geneeskunde is kleiner, maar de kans dat zij de interesse hebben om een wat specialistischer artikel te lezen, is wel weer groter. Per medisch specialisme bestaan tientallen, soms ruim honderd internationale tijdschrifttitels, maar slechts enkele hebben een hoge impactfactor (zie verderop). Vaak menen auteurs dat hun geesteskind uniek is en dat hun onderzoek absoluut een plaats verdient in de internationale toptijdschriften. Helaas blijkt vaak dat de hoofdredacteur van het tijdschrift een andere mening is toegedaan en kiezen auteurs er uiteindelijk voor hun werk te publiceren in een deelspecialistisch tijdschrift, bijvoorbeeld *Journal of Biological Rhythms*, *Journal of Assisted Reproduction and Genetics*, of in een Nederlands specialistisch tijdschrift, waarvan er ook tientallen bestaan.

Tabel 3.1 Voorbeelden van type tijdschrift en herkomst.

Nederlands algemeen	• Nederlands Tijdschrift voor Geneeskunde • Medisch Contact • Pharmaceutisch Weekblad
Nederlands specialistisch	• Tijdschrift voor Kindergeneeskunde • Nederlands Tijdschrift voor Obstetrie en Gynaecologie • Huisarts en Wetenschap
internationaal	• The New England Journal of Medicine • The Lancet • British Medical Journal • JAMA • Circulation • Brain • Surgery • Pediatrics • Annals of Internal Medicine

Het NTvG is het oudste en bekendste algemeen geneeskundige tijdschrift in het Nederlands taalgebied. De titels en de abstracts van de artikelen in het Tijdschrift worden, net als die van veel andere tijdschriften, geïndexeerd in het gegevensbestand van de National Library of Medicine (Medline, PubMed: www.ncbi.nlm.nih.gov/sites/entrez) in Washington. Sommige onderwerpen zijn bij voorbaat alleen voor Nederlandse lezers van belang. Een voorbeeld is een nieuwe en complexe behandelingsmogelijkheid van ziekten die alleen in bepaalde centra is toegestaan, omdat Nederland de *Wet op de bijzondere medische verrichtingen* kent.

Specialistische tijdschriften uit Nederland verschijnen soms in het Engels en van sommige worden titel en abstract ook opgenomen in PubMed. De lezerskring van die tijdschriften is niettemin beperkt. Daar staat tegenover dat de auteur en de groep waaruit de auteur voortkomt, juist wel vaak baat hebben bij een publicatie in die kleinere kring, met het oog op samenwerking en onderlinge verwijzing.

Ten slotte kan men ook kiezen voor een 'open access'-tijdschrift. Het bekendste zijn de tijdschriften uitgegeven door de Amerikaanse Public Library of Science (PLoS), die te vinden zijn op www.plos.org. De artikelen die worden aangeboden, ondergaan het gebruikelijke beoordelingsproces, maar kunnen na publicatie kosteloos via het internet worden geraadpleegd, omdat PLoS geen abonnement kent. Auteurs moeten echter een bedrag betalen voor de behandeling door de redactie en voor de publicatie. De catalogus van alle vrij toegankelijke tijdschriften vindt men op www.doaj.org.

Eerdere publicatie over hetzelfde onderwerp

Het verdient aanbeveling vóór inzending na te gaan via PubMed (www.ncbi.nlm.nih.gov/sites/entrez) of er in de afgelopen jaren in het gekozen tijdschrift artikelen van dezelfde strekking over hetzelfde onderwerp zijn gepubliceerd. Op zichzelf hoeft dit geen reden tot afwijzing te zijn. Wel stellen redacties het op prijs als auteurs daarvan kennis hebben genomen en naar die eerdere bijdragen in hetzelfde tijdschrift verwijzen. Dat is niet om de impactfactor (zie de volgende paragraaf) te verhogen, maar om het eigen lezerspubliek op waardevolle eerdere artikelen in het tijdschrift te wijzen. Men is uiteraard trots op de eigen winkel. Soms kan een eerdere publicatie over een onderwerp zelfs een reden zijn om een nieuw artikel erover te plaatsen, omdat de eerdere onderzoeksresultaten worden bevestigd of juist weersproken.[1] Het is verstandig dit eerdere werk in de aanbiedingsbrief (zie hoofdstuk 13 *Aanbiedingsbrief*) en in de inleiding te vermelden.

Impactfactor

De impactfactor komt voort uit een ranglijst van wetenschappelijke tijdschriften op grond van citaties. De score wordt bijgehouden door de Science Citation Index (SCI), eigendom van Thomson Scientific in Canada (www.isiknowledge.com). Tijdschriften kunnen zich aanmelden en vervolgens wordt beoordeeld of ze in aanmerking komen voor toekenning van de impactfactor. Dit hangt onder andere af van het redactionele proces, de aan het tijdschrift verbonden instituten en wetenschappers en van de diversiteit van artikelen. De impactfactor is een quotiënt. De teller bestaat uit het totale aantal citaties in het betreffende jaar naar artikelen die in de twee voorgaande jaren in het tijdschrift gepubliceerd zijn. De noemer is het totaal aantal artikelen dat in die twee voorgaande jaren in het tijdschrift gepubliceerd werd (zie voorbeeld in tabel 3.2).

> **Tabel 3.2 Voorbeeld van de berekening van de impactfactor.**
>
> De impactfactor van een tijdschrift voor een bepaald jaar wordt berekend uit het aantal keren dat in dat jaar is verwezen naar artikelen uit de voorafgaande twee jaargangen van dat tijdschrift, gedeeld door het totale aantal artikelen in dat tijdschrift gedurende die twee jaar.
>
> Een rekenvoorbeeld:
> - In The Lancet zijn in 2002 en 2003 in totaal 1020 artikelen verschenen.
> - In 2004 werden deze 1020 artikelen in totaal 22.147 keer geciteerd.
> - De impactfactor van 2004 voor The Lancet is derhalve: 22.147/1020 = **21,7**.

In de noemer tellen alleen de zogenaamde 'bronartikelen' mee. Dit zijn artikelen in specifiek gedefinieerde rubrieken. Sommige bijdragen in een tijdschrift, zoals ingezonden brieven, tellen niet mee. Nature heeft een impactfactor van rond de 30 en van de grote algemene medische tijdschriften staan ze in tabel 3.3.

De impactfactor varieert over de jaren. Een tijdschrift kan klimmen en dalen op de ladder. De factor is ook enigszins manipuleerbaar. Het aantal overzichtsartikelen, het aantal zelfverwijzingen of verwijzingen in redactionelen naar bijdragen in het eigen tijdschrift en het verminderen van het aantal bronartikelen hebben invloed op de impactfactor. Bij het NTvG hoeft men hier geen rekening mee te houden. Het heeft (nog) geen impactfactor. Door het gebruik van de Nederlandse taal zal het aantal verwijzingen naar het Tijdschrift beperkt blijven en is de impact laag. Niettemin krijgt het steeds talrijke artikelen aangeboden; daarvan kan ongeveer 60% uiteindelijk voor publicatie worden aanvaard. De redactie begrijpt dat vernieuwend toponderzoek voor de praktijk van de geneeskunde naar internationale zusterbladen gaat. Publicaties in het NTvG worden echter wel degelijk gelezen, blijkens de talrijke reacties die auteurs ontvangen,[2] en ze hebben daardoor een belangrijke 'lokale' impact in de Nederlandse klinische geneeskunde.

Instructies voor auteurs

Als eenmaal de keuze – in samenspraak met de coauteurs – op een tijdschrift is gevallen, kan men via het gedrukte tijdschrift of de website van het tijdschrift de aanwijzingen voor auteurs vinden. Deze bevatten gegevens over de gewenste wijze van insturen: via een artikelinvoer- en 'peer review'-systeem op internet of per e-mail; een

Tabel 3.3 De zes grote internationale algemeen medische tijdschriften, hun aandachtsgebieden en hun impactfactor.

titel	aandachtsgebied	impactfactor (over 2007)
The New England Journal of Medicine	grote internationale onderzoeken, gezaghebbende overzichtsartikelen	52,6
The Lancet	idem, met veel wereldnieuws en opiniestukken daaromtrent	28,6
JAMA	grote, meestal Amerikaanse onderzoeken	25,5
Annals of Internal Medicine	onderzoek op het gebied van interne geneeskunde	15,5
PLoS Medicine	vrij toegankelijk, alleen internet (geen papieren editie)	12,6
BMJ	praktijkgericht onderzoek, discussie, hybride van NTvG en Medisch Contact	9,7

enkel tijdschrift werkt nog met papieren manuscripten. Verder bevatten deze aanwijzingen regels voor de opmaak, zoals titelpagina, samenvatting, tabellen en figuren, regelafstand, uitvullen van regels, paginanummering, en voor vermelding van eventuele belangenconflicten en – niet onbelangrijk – de maximale lengte van het stuk. Voor dit laatste varieert het aantal woorden per rubriek (oorspronkelijk stuk, overzichtsartikel en dergelijke). We raden auteurs aan zich strikt te houden aan deze instructies. Afwijken ervan betekent soms een directe afwijzing, maar vaker zal de redactie het stuk terugsturen en het pas in behandeling nemen als het aan de regels voldoet.

Literatuur

1. Het schrijven. In: Overbeke AJPM, Gijn J van, Hart W, Walvoort HC. Publiceren in biomedische tijdschriften. Houten: Bohn Stafleu Van Loghum, 1999. p. 19.
2. Maldegem BT van, Walvoort HC, Overbeke AJPM. Effecten van artikelen gepubliceerd in het Nederlands Tijdschrift voor Geneeskunde. Ned Tijdschr Geneeskd. 1999;143:1957-62.

4 Wie is auteur en wat is de volgorde?

Samenvatting
- Bij het tot stand komen van artikelen zijn vaak meerdere onderzoekers betrokken. De eerste auteur is in de regel de junior onderzoeker die het meeste werk heeft gedaan, de tweede auteur de senior onderzoeker die als directe begeleider optreedt en de laatste auteur is degene die het onderzoek heeft bedacht.
- Auteurschap is niet gerechtvaardigd voor personen die alleen bijdragen tot het verzamelen van de gegevens of die het onderzoek faciliteren, zonder een intellectuele bijdrage aan opzet, interpretatie of verslaggeving.
- Bij groepsauteurschap boven het artikel moeten wel enkele individuen als verantwoordelijken kunnen worden geïdentificeerd (het 'schrijfcomité', in de appendix).
- Degenen die een bijdrage hebben geleverd zonder te voldoen aan de eisen voor auteurschap kunnen in een dank- of verantwoordingsnoot worden genoemd.

Het woord 'auteur' komt van het Latijnse woord 'auctor', met de betekenis 'dader, schepper, verantwoordelijke'. Het oorspronkelijke woord komen we nog wel tegen in de term 'auctor intellectualis', hetgeen men heden ten dage het beste kan uitleggen als 'geestelijke vader'. Wie een artikel schrijft en publiceert, wordt beschermd door het auteursrecht. De auteur is en blijft de eigenaar van het gedachtegoed, of beter gezegd, behoudt altijd het intellectuele eigendom. Het vermenigvuldigingsrecht ('copyright') – niet het auteursrecht – wordt na publicatie overgedragen aan het tijdschrift.

Wie is auteur?

Als auteur moet men een aanmerkelijke bijdrage hebben geleverd aan een aantal belangrijke aspecten van het artikel.[1] Het International Committee of Medical Journal Editors (ICMJE, in de wandeling ook wel de 'Vancouver-groep' genoemd) heeft hiervoor welomschreven criteria opgesteld (www.icmje.org, of voor een Nederlandse versie: www.ntvg.nl, zie schematisch overzicht in tabel 4.1).

Om te beginnen moet de auteur nauw betrokken zijn bij óf het bedenken en het opzetten van het onderzoek, óf het verzamelen van de gegevens, óf de interpretatie van de resultaten. De basisvoorwaarde voor auteurschap bestaat derhalve uit denkwerk of vlijt, met andere woorden uit inspiratie of transpiratie. Ten tweede moet een auteur substantieel hebben bijgedragen aan het schrijven en herschrijven. Ten slotte moet een auteur het uiteindelijke manuscript grondig hebben gelezen en uiteindelijk hebben goedgekeurd. Het mag niet vóórkomen dat artsen tot hun verrassing hun naam boven een manuscript vermeld vinden. Omgekeerd mogen geen onderzoekers worden weggelaten die voldoen aan de eisen voor auteurschap. Kortom, de drie elementen 'meebedenken of meewerken, meeschrijven en meelezen' zijn noodzakelijke elementen van het auteurschap.[1]

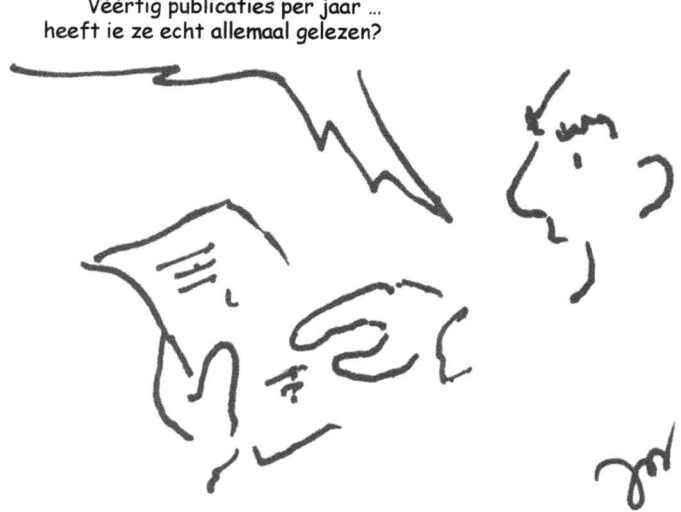

Tabel 4.1	Voor auteurschap van een wetenschappelijk artikel moet aan alle drie onderstaande voorwaarden worden voldaan.[1]	
1	aanzienlijke bijdrage leveren aan:	• bedenken van vraagstelling en opzet óf • verzamelen van gegevens of • analyseren en interpreteren van de gegevens
2	schrijven of kritisch herschrijven van het artikel	
3	goedkeuren van het uiteindelijke manuscript	

Wie is geen auteur?

Het voorgaande betekent dat – anders dan vaak wordt gedacht – hulp bij het verzamelen van de gegevens op zichzelf geen rechtvaardiging vormt voor auteurschap. Dat geldt bijvoorbeeld voor artsen die aantekeningen en verslagen in het kader van de patiëntenzorg hebben gemaakt, voor chirurgen die operaties hebben verricht of voor uitvoerders van röntgenonderzoek of laboratoriumbepalingen. Het soms gehoorde verwijt 'Maar het waren toch mijn patiënten' betekent niet dat een auteur ten onrechte is weggelaten, wel dat een blijk van erkenning op zijn plaats was geweest (zie hoofdstuk 10 *Verantwoordingsnoot en belangenverstrengeling*).
Ook personen die op andere manieren zijdelings bij het te publiceren onderzoek betrokken zijn geweest, zijn in principe geen auteur. Het hoofd van een afdeling dat zorg heeft gedragen voor het laboratorium, de infrastructuur en de logistiek van de afdeling, is niet op grond daarvan automatisch auteur. Net zomin kan de manager van een afdeling die belangrijk heeft bijgedragen aan het verkrijgen van financiële steun of de aanvoerder van de computergroep rechten doen gelden op auteurschap.

Hoeveel auteurs en in welke volgorde?

Veel wetenschappelijke artikelen worden geschreven door een veelvoud van auteurs. Tijdschriftredacties beperken vaak het aantal auteurs, afhankelijk van de rubriek.[2] Gebruikelijk is dat de eerste auteur degene is die de meeste tijd heeft besteed aan het onderzoek (promovendus of werkpaard), terwijl de directe begeleider tweede auteur is. Laatste auteur is de bedenker en regisseur van het hele onderzoek. Dikwijls vragen tijdschriften expliciet wie primair verantwoordelijk is voor de juistheid van de informatie; meestal zal dit de eerste of de laatste auteur zijn (tevens corresponderend auteur). Voor de volgorde tussen de posities van tweede en laatste auteur zijn de criteria minder duidelijk. Het is de taak van de eerste, tweede en laatste auteur om hiervoor voorstellen te doen. Meestal meet men de volgorde van de tussenliggende auteurs min of meer af aan de hoeveelheid geïnvesteerde arbeid, soms kiest men voor een arbitraire (bijvoorbeeld alfabetische) volgorde. Een overweging is soms nog dat tijdschriften in de literatuurlijst bij artikelen, en bibliografische systemen meestal alleen de eerste zes (of de eerste drie) auteurs afdrukken. Voor sommige auteurs is het dan zaak om bij de eerste drie of zes te behoren, omdat zij anders niet op een zichtbaar *citeerbare* positie in de literatuurlijst van het artikel in het gedrukte tijdschrift komen.

Bij de conceptie van een onderzoek is het vaak al duidelijk wie het meest betrokken zullen zijn bij de uitvoering en bij de analyse en interpretatie van de resultaten. Vooral als de auteurs niet regelmatig samenwerken, is het verstandig al in die vroege fase af te spreken wie de auteurs van het uiteindelijke manuscript zullen zijn en hoe de volgorde eruit zal zien. Deze werkwijze kan later bij het opstellen van het manuscript en de uiteindelijke goedkeuring ervan veel ophef voorkómen.

Het is de taak van de corresponderend auteur (zie hoofdstuk 13 *Aanbiedingsbrief*) de bijdrage van iedere auteur afzonderlijk aan te geven.[2] Veel tijdschriften eisen bovendien dat alle auteurs tekenen voor hun bijdrage.

Groepsauteurschap

Medisch onderzoek is vaak het werk van zeer velen. Dat geldt vooral bij klinische trials. Het kan om zoveel mensen gaan, dat gekozen wordt voor een groepsnaam boven het artikel, zonder dat de namen van afzonderlijke auteurs op die plaats worden vermeld. In een appendix van het artikel worden dan alle deelnemers en subcommissies vermeld. Toch moet het natuurlijk voor de redactie van het tijdschrift en voor de lezers duidelijk zijn wie de eindverantwoordelijkheid dragen voor de analyse en de interpretatie. In de regel zijn dit de leden van het 'schrijfcomité', zoals dit in de appendix wordt vermeld. In gegevensbanken zoals die van de National Library of Medicine worden dan zowel de personen in het schrijfcomité als de groepsnaam als auteur geïndexeerd.

Varianten op het groepsauteurschap zijn het vermelden van alleen een eerste auteur en vervolgens de groep, of een rijtje auteurs namens de groep. In het laatste geval is de groepsnaam alleen een toevoeging aan de gebruikelijke volgorde van auteurs. De overige deelnemers hebben dan meestal een andere compensatie voor hun medewerking ontvangen. Wanneer daarentegen de deelname aan een multicentrisch onderzoek geheel belangeloos is geweest (zoals bij een 'academische trial' vaak het geval is), dan getuigt het van respect voor die gezamenlijke inspanning wanneer de initiatiefnemers mogelijke sterallures onderdrukken en genoegen nemen met een plaats in het klein gedrukte aanhangsel.

Ook bij groepsauteurschap moet men altijd vermelden wie corresponderend auteur is.

Spookauteurschap

Steeds vaker worden artikelen niet door de auteurs zelf geschreven, maar door beroepsschrijvers.[3] Dit scheelt de auteurs en hun opdrachtgevers (soms firma's) veel tijd en ergernis en vaak is het resultaat opvallend 'gelikt'. Omdat de beroepsschrijver vrijwel altijd onvermeld blijft in het artikel, spreekt men van 'spookauteur'. Het behoeft geen betoog dat deze ontwikkeling het auteurschap ernstig ondermijnt. Immers, de spookauteur heeft noch de vraagstelling, noch de opzet van het onderzoek bedacht en heeft ook niet deelgenomen aan het verzamelen van de gegevens of aan de analyse ervan. Spookauteurschap valt moeilijk aan te tonen door de redactie van een tijdschrift, zolang de auteurs tekenen dat zij aan de criteria voor auteurschap hebben voldaan.

Danknoot/verantwoordingsnoot

Goede manieren onderhouden de vriendschap.[4,5] Dat geldt ook voor het in een danknoot vermelden van degenen die geholpen hebben bij het tot stand brengen van de publicatie (zie hoofdstuk 10 *Verantwoordingsnoot en belangenverstrengeling*). Het gaat overigens bij een wetenschappelijke publicatie in wezen meer om een verantwoording van bijdragen aan het onderzoek dan om bedanken: bij 'bedanken' denken we vooral aan verleende diensten en aan een bloemetje of een fles wijn en dat is bij wetenschap niet het voornaamste. Vandaar onze voorkeur voor de term 'verantwoordingsnoot'.

Het is goed om bij het schrijven van de verantwoordingsnoot nog eens in gedachten het onderzoek van begin tot einde te volgen. De allerbelangrijkste categorie is de eventuele subsidiegever (overheid, NWO, collectebusfonds, of fonds van eigen universiteit of ziekenhuis). Dit is niet alleen een kwestie van beleefdheid, maar ook van 'lijfsbehoud': sommige fondsen zullen onderzoekers namelijk in de ban doen wanneer de door hen gegeven steun niet op deze manier wordt vermeld. Dit type vermeldingen staat overigens vaak in een voetnoot op de titelpagina, en niet in de verantwoordingsnoot aan het einde.

In de verantwoordingsnoot aan het einde van het artikel kan men vervolgens al diegenen vermelden die iets meer tot het onderzoek hebben bijgedragen dan hun gewone werk inhield, maar die niet voldoen aan de eisen voor auteurschap. Dat kunnen bijvoorbeeld zijn:
- collegae die patiënten voor het onderzoek hebben verwezen of die hebben bijgedragen aan diagnostiek of behandeling;
- laboranten die overgewerkt hebben om de bepalingen te laten slagen;
- het hoofd van de afdeling die niet bij het onderzoek betrokken was, maar wel de op één na laatste versie van het artikel heeft becommentarieerd.

Het is tegenwoordig meer en meer gebruikelijk aan deze personen toestemming te vragen voor vermelding in de verantwoordingsnoot.

Omgaan met medeauteurs

Omdat wetenschappelijk onderzoek, zeker tegenwoordig, teamwork is, zijn doorgaans meerdere personen betrokken bij het schrijven van een artikel waarin verslag wordt gedaan over dat onderzoek. Het schrijven van een artikel samen met anderen gaat vaak niet van een leien dakje. Dat komt doordat ieder een eigen aanpak heeft en een eigen visie op wat een goed artikel is. Er kan gemakkelijk ruzie of irritatie ontstaan. Iedereen weet dat een manuscript een groot aantal versies moet doorlopen voor uiteindelijk een tekst aan een tijdschrift kan worden aangeboden. Meestal maakt de beoogde eerste auteur het eerste concept. Wanneer dat concept klaar is, is echter niet voor iedereen hetzelfde. De één is een pietje-precies die zijn of haar tekst blijft bijschaven en hem pas doorstuurt als eigenlijk al alle puntjes op de i staan, terwijl de ander vlot een concept in de computer tikt en doorstuurt naar de medeauteurs 'voor commentaar'.

Vervolgens willen sommige medeauteurs álle wijzigingen van de andere medeauteurs kunnen zien en beoordelen, anderen nemen er genoegen mee het opnieuw bewerkte artikel opnieuw in zijn geheel door te lezen om te zien hoe het nu is geworden. Daarbij vertrouwen zij erop dat zij grote veranderingen en fouten wel zullen opmerken, ook zonder dat zij die expliciet onder ogen krijgen door de revisiemarkering van het tekstverwerkingsprogramma.

Men doet er goed aan om het verschil in aanpak van de medeauteurs niet persoonlijk op te vatten, maar dat valt niet altijd mee: sommige auteurs raken gemakkelijk geïrriteerd als zij op de toppen van hun tenen hebben moeten lopen voor het onder woorden brengen van hun gedachten en anderen vervolgens kritiek hebben op hun schrijfsels. Het is geven en nemen. En bedenk dat de kritiek van medeauteurs volledig in het niet kan vallen bij die van de *peer reviewers* van het tijdschrift waaraan het uiteindelijke manuscript wordt aangeboden. Soms verlangt het tijdschrift namelijk 'volledig herschrijven van het artikel'.

Literatuur

1 Drazen JM, Curfman GD. On authors and contributions. N Engl J Med. 2002;347:55.
2 Nieuw beleid aangaande het aantal vermelde auteurs bij artikelen in het Nederlands Tijdschrift voor Geneeskunde. Ned Tijdschr Geneeskd. 2006;150;604-5.
3 Gotzsche PC, Hrobjartsson A, Johansen HK, Haahr MT, Altman DG, Chan AW. Ghost authorship in industry-initiated randomised trials. PLoS Med. 2007;4:e19.
4 Kassirer JP, Angell M. On authorship and acknowledgment. N Engl J Med. 1991;325:1510-2.
5 Het schrijven. In: Overbeke AJPM, Gijn J van, Hart W, Walvoort HC. Publiceren in biomedische tijdschriften, Houten: Bohn Stafleu Van Loghum, 1999, p. 43.

Titel, samenvatting en abstract 5

Samenvatting
- Een goede titel geeft de inhoud van het artikel weer, op grond waarvan de lezers kunnen beoordelen of zij het artikel kunnen overslaan of willen lezen.
- De titel van een oorspronkelijk artikel omschrijft de boodschap (of het hoofdonderwerp) van het artikel, is ondubbelzinnig, niet stelliger dan het onderzoek toelaat, en zo kort mogelijk.
- De titel bevat trefwoorden voor de lezers en voor degenen die literatuur in databanken zoeken.
- De samenvatting en het abstract geven feitelijke informatie uit het artikel weer. Vaste onderdelen bij een oorspronkelijk artikel zijn: doel, methode, resultaten en conclusie.
- De resultatensectie is het grootst.

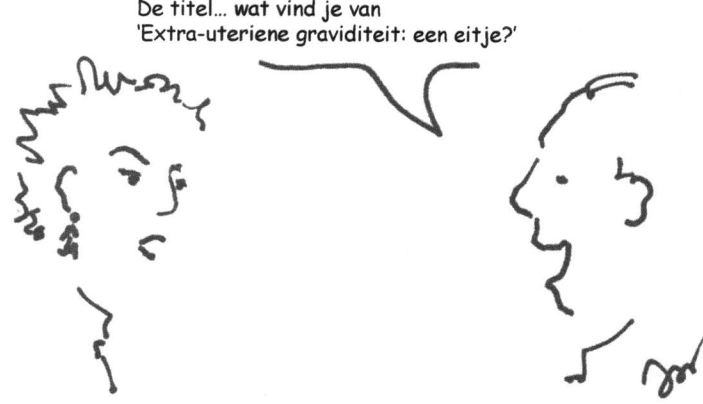

Alle wetenschappelijke artikelen beginnen met een titel. Die moet de inhoud van het artikel weergeven. Lezers gebruiken de titel om te beoordelen of zij het artikel kunnen overslaan of willen lezen.
Bij het schrijven van een artikel kan een voorlopige titel helpen om het onderwerp te begrenzen. Met het maken van de definitieve titel kan men het beste wachten tot de tekst van het artikel af is. Als de inleiding, de methoden, de resultaten en de beschouwing op papier staan of in de computer zijn getypt en van het geheel een samenvatting is gemaakt, komt het moment om achterover te leunen en te denken: 'Wat is nu de kernboodschap van mijn verhaal?'; 'Wat wil ik eigenlijk tegen de lezer zeggen – in één zin?' Dat wordt de titel.
Als het goed is, zijn op allerlei plaatsen al formuleringen te vinden die een voorzet voor een titel vormen, bijvoorbeeld aan het begin van de beschouwing. Daar horen namelijk de belangrijkste resultaten kernachtig te worden weergegeven. En als men al een samenvatting heeft gemaakt, is de conclusie daarvan soms al bijna een titel.

Titel: het onderwerp, maar nog liever de boodschap

Stel dat er een inventariserend onderzoek is gedaan naar de toepassing van de glasgow-comascore op eerstehulpafdelingen. De titel zou bijvoorbeeld kunnen zijn: 'Hoe wordt de glasgow-comascore toegepast?' of 'De glasgow-comascore in de praktijk'. Beide titels geven wel het onderwerp aan, maar niet wat er werd gevonden. Dat noemt men een 'indicatieve' titel. Sommige tijdschriftredacties streven naar dit soort titels. Men laat het dan aan de interesse en de efficiëntie van de lezer over of deze in het artikel op zoek gaat naar wat het onderzoek heeft opgeleverd.
Bij andere tijdschriften, waaronder het *Nederlands Tijdschrift voor Geneeskunde*, gaat de redactie een stap verder: die redacties vinden dat een lezer die de moeite neemt om de titel te lezen ook recht heeft om daar de boodschap van het artikel te lezen. Dat leidt tot een zogenaamde 'declaratieve' titel. Bijvoorbeeld: 'Variatie in de beoordeling van de glasgow-comascore bij verkeersslachtoffers die worden beademd'. In deze titel is meteen duidelijk om welke populatie patiënten het gaat. Allemaal nuttige informatie voor de lezers die zich afvragen wat het artikel hun te bieden heeft.
De titel kan nog stelliger: 'Eerstehulpartsen komen bij beademde verkeersslachtoffers tot uiteenlopende glasgow-comascores'. Deze titel levert echter een probleem op, vanwege de tegenwoordige tijd

van de persoonsvorm ('komen'). Die tegenwoordige tijd reserveert men in wetenschappelijke artikelen namelijk voor feiten die in eerder onderzoek werden aangetoond en die daardoor een algemene geldigheid hebben gekregen, bijvoorbeeld: lichen sclerosus komt meer voor bij vrouwen dan bij mannen (met een bronvermelding). Echter, de resultaten van dit onderzoek over de glasgow-comascores zijn nog niet gepubliceerd. Bovendien lijkt de titel met 'komen' te suggereren dat eerstehulpartsen altijd tot die verschillende scores komen en dat is een ongeoorloofde generalisatie.

Om die reden gebruiken sommige tijdschriften een verleden tijd, waarmee zij willen aangeven dat de resultaten alleen golden voor deze specifieke studie: 'Eerstehulpartsen kwamen bij beademde verkeersslachtoffers tot uiteenlopende glasgow-comascores'. Dat klinkt echter een beetje gekunsteld. Het beste is – om in de titel – een actieve werkwoordsvorm te omzeilen door een andere formulering te kiezen, zoals 'Uiteenlopende glasgow-comascores gemeten door eerstehulpartsen bij beademde verkeersslachtoffers' of 'Glasgow-comascores bij beademde verkeersslachtoffers: uiteenlopend bij bepaling door eerstehulpartsen'.

Titel: kort, maar vooral informatief

Sommige auteurs menen dat een titel kort moet zijn, omdat dat 'pakkend' zou zijn. Echter, net als voor titels met een vraagteken geldt voor korte titels dat ze vaak niet de boodschap van het artikel weergeven. Bij wetenschappelijk onderzoek gaat het om nieuwe kennis over de werkelijkheid. Dat is vaak ingewikkelde materie. Van de lezer mag men daarom enige inspanning verwachten om te begrijpen waarover het gaat. Er is dan ook niets mis met de titel: 'Het niet-ketoacidotisch, hyperglykemisch, hyperosmolair diabetisch coma bij kinderen'.

Lezers hebben weinig tijd en ze lezen wetenschappelijke literatuur niet primair voor hun plezier, maar om informatie te krijgen. Een compacte, informatieve titel helpt daarbij.

Hoeveel detail in de titel gewenst is, hangt samen met de situatie. Als men het effect van behandeling met een nieuw antidiabeticum heeft gemeten, maakt het weinig uit in welk jaar en in welke stad men dat heeft gedaan, maar als men naar de resultaten van behandeling van patiënten met een acuut myocardinfarct heeft gekeken, kan het voor de lezer nuttig zijn om aan de titel toe te voegen: 'Alkmaar, 2003-

2007'. Een dergelijke toevoeging kan goed in de vorm van een subtitel. Dat heeft als bijkomend voordeel dat de hoofdzaak van het onderzoek, de behandelresultaten bij patiënten met een hartinfarct, het begin van de titel kunnen vormen. Overigens is de populaire toevoeging 'de noodzaak van tijdige herkenning' weinig informatief, want dat geldt voor nagenoeg alle ziekten.

Een titel hoeft niet compleet te zijn wat de resultaten betreft – vaak zou dat veel te ver voeren. Neem de titel *De anatomische les van dr. Nicolaes Tulp door Rembrandt (1632) en de bevindingen bij de dissectie van de onderarm van een kadaver: anatomische discrepanties*. De titel zegt dat er discrepanties waren. Uit het artikel zelf blijkt dat er 4 anatomische gebieden waren met diverse discrepanties.[1] Het is duidelijk dat men de anatomische details van die discrepanties niet meer in de titel kan verwoorden. Dat is ook niet nodig: het feit dat er discrepanties waren, is voor de geïnteresseerde lezer voldoende om ze in het artikel zelf op te zoeken.

De schrijver moet al met al zelf kiezen hoe gedetailleerd de titel kan zijn. Die keuze is overigens voorlopig, want ook tijdschriftredacties hebben zo hun eigen ideeën. Voor de lezer die op zoek is naar informatie en die titels scant, geldt: zo gedetailleerd mogelijk, want dan hoeft hij of zij misschien niet meer verder te lezen. De titel is dan voldoende om die beslissing te nemen.

Maar een titel met een overdaad aan informatie dreigt onleesbaar te worden: 'Palliatieve behandeling bij patiënten met slokdarmkanker en passageklachten: gunstiger uitkomsten van eenmalige inwendige brachytherapie dan van plaatsing van een zelfexpanderende stent; multicentrisch, gerandomiseerd onderzoek' is voor sommige lezers wellicht te veel van het goede.

'Geestige' titels

Sommige auteurs denken dat een woordspeling of een kwinkslag de titel voor lezers aantrekkelijk maakt: 'Frozen shoulder: rustig laten ontdooien'. Een dergelijke titel zal bij een aantal lezers zeker een glimlach oproepen. Maar het is de vraag wat het nut van die glimlach is: ondersteunt hij de informatieoverdracht – het primaire doel van de titel? Een ander probleem is dat de ene lezer een dergelijke woordspeling leuk zal vinden, maar een ander lezer niet. De laatste kan zich ergeren: 'ben ik op zoek naar informatie, word ik getrakteerd op flauwe grappen'.

De woordspeling kan aan het artikel ook iets luchtigs geven ('zo zwaar is het allemaal niet'). Maar willen we dat? Tenslotte gaat het in een klinisch wetenschappelijk onderzoek over ziekten bij mensen; niet echt een luchtig onderwerp. Men kan daar beter neutraal over schrijven. Bovendien geeft een dergelijke luchtigheid de indruk dat de auteurs en de redacteuren de betreffende ziekte niet helemaal serieus nemen, ja zelfs dat zij zich vermaken met dat waar patiënten aan lijden. Dat moeten we niet willen.

Een ander probleem is dat niet iedereen een woordspeling begrijpt. Wie snapt meteen dat de titel 'Liever alle duiven van de hand, dan door één geen lucht' een verbastering is van het spreekwoord 'beter één vogel in de hand dan tien in de lucht'?

Het kan natuurlijk zijn dat een woordspeling precies aangeeft waarom het in het artikel gaat, bijvoorbeeld 'van de regen in de drup'.[2] Het betreffende artikel gaat over ingrijpende operaties wegens incontinentia urinae bij vrouwen, waarvan het behandelresultaat slechter is dan de uitgangssituatie. De behandelde patiënten zijn inderdaad 'van de regen in de drup' gekomen. De titel geeft echter ook een verbale knipoog doordat de woorden 'regen' en 'drup' in verband worden gebracht met 'incontinentie'. Het blijft de vraag of dit een passende formulering is bij dit ernstige klinische probleem.

Samenvatting en Engels abstract

Samenvatting en Engels abstract lijken op de titel doordat ze ook een korte weergave van het artikel vormen. Maar ze geven meer informatie. De functie van de samenvatting is om door een bondige opsomming de concrete opzet en uitkomsten van een onderzoek weer te geven. Daarmee kan de lezer, meer nog dan met de titel, een afgewogen eerste oordeel vormen over de betekenis van het artikel. De samenvatting is als losstaande tekst te begrijpen en bevat geen informatie die niet in het artikel staat.

Bij oorspronkelijke stukken is sinds het begin van de jaren negentig van de vorige eeuw een gestructureerde samenvatting gebruikelijk, dat wil zeggen dat de informatie wordt gegroepeerd onder de kopjes 'doel', 'opzet', 'methode', 'resultaten' en 'conclusie' – eigenlijk een artikel in het klein dus.[3] Sommige tijdschriften hebben ook een kopje voor de achtergrondgegevens ('background') en andere benoemen de afzonderlijke onderdelen van de methodesectie, zoals de patiëntkenmerken en de uitkomstmaten. In alle gevallen is de resul-

tatensectie het grootste onderdeel van de samenvatting, terwijl men aan de inleiding en de beschouwing weinig tot geen woorden besteedt.
Deze opgelegde structuur biedt de lezers het voordeel dat zij snel de gezochte informatie kunnen vinden en de schrijvers dat zij worden geholpen om ook echt informatie te verschaffen. Onderzoek heeft uitgewezen dat gestructureerde samenvattingen informatiever zijn dan ongestructureerde.[4] Zonder die kapstok kan een samenvatting ontaarden tot een informatieloze brij:

> *'In dit artikel wordt een overzicht gegeven van de belangrijkste technieken voor screening op prostaatcarcinoom, waarbij zowel bestaande technieken als veelbelovende nieuwe technieken worden besproken. Tevens wordt de stand van zaken in Nederland ten aanzien van bevolkingsonderzoek op prostaatcarcinoom uiteengezet en wordt ingegaan op de start van een implementatieonderzoek door middel van de bepaling van prostaatspecifiek antigeen in de loop van dit jaar.'*

De schrijver van deze samenvatting realiseert zich bovendien waarschijnlijk niet dat ook een dergelijke niet-informatieve tekst als abstract in PubMed wordt opgenomen en daar geen enkele waarde heeft.
Een vereiste voor samenvatting en abstract is dat de informatie in beide nauwkeurig overeenstemt. Dat wil niet zeggen dat de opbouw van de zinnen gelijkvormig moet zijn – die kan in het Engels soms wat anders zijn dan in het Nederlands.

Literatuur

1 IJpma FFA, Graaf RC van de, Nicolai J-PA, Meek MF. De anatomische les van dr. Nicolaes Tulp door Rembrandt (1632) en de bevindingen bij de dissectie van de onderarm van een kadaver: anatomische discrepanties. Ned Tijdschr Geneeskd. 2006;150:2756-65.
2 Vierhout ME. Van de regen in de drup. Ned Tijdschr Geneeskd. 1993;137:225-8.
3 Comans MLA, Overbeke AJPM. De gestructureerde samenvatting: een hulpmiddel voor lezer en auteur. Ned Tijdschr Geneeskd. 1990;134:2338-43.
4 Taddio A, Pain T, Fassos FF, Boon H, Ilersich AL, Einarson TR. Quality of nonstructured and structured abstracts of original research articles in the British Medical Journal, the Canadian Medical Association Journal and the Journal of the American Medical Association. CMAJ. 1994;150:1611-5.

Inleiding 6

Samenvatting
- In de inleiding van een oorspronkelijk artikel beschrijven de auteurs waarom zij het betreffende onderzoek hebben uitgevoerd.
- De inleiding begint met een kort overzicht van de bestaande kennis op het betreffende onderzoeksgebied.
- Vervolgens benoemen de auteurs welk probleem nog niet is opgelost: relevante gegevens kunnen ontbreken of tegenstrijdig zijn.
- De slotalinea bevat de specifieke onderzoeksvraagstelling en vaak ook de gehanteerde onderzoeksopzet.

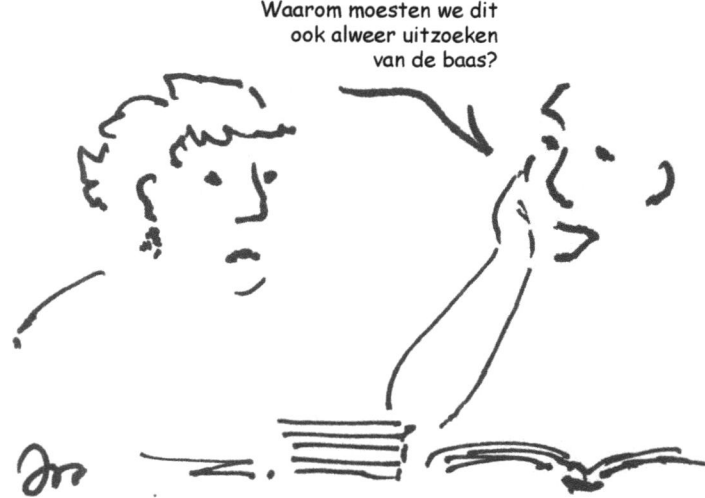

Tabel 6.1	Opbouw van de inleiding van een oorspronkelijk artikel.[1,2]	
onderdeel	onderwerp	voorbeeld[3]
begin	het aandachtsveld: wat is bekend?	In het begin van de vorige eeuw stond Afrika bekend als 'white man's grave'.
vervolg	het probleem: wat is niet bekend?	Er is weinig bekend van de huidige gezondheidsrisico's van ontwikkelingswerkers.
slot	de aanpak: wat is nu onderzocht en met welk soort onderzoek?	Wij vergeleken de sterfte van ontwikkelingswerkers die waren uitgezonden door Nederlandse ontwikkelingsorganisaties met die van de bevolking in Nederland, gecorrigeerd voor leeftijd en geslacht.

De vaste onderdelen van een artikel over oorspronkelijk onderzoek zijn de inleiding, de beschrijving van de methode, de beschrijving van de resultaten en de beschouwing. In de inleiding behoort de vraagstelling te staan, met andere woorden: het 'waarom' van het onderzoek. Het is aan de hand van die achtergrondinformatie dat lezers beoordelen wat het onderzoek toevoegt aan de bestaande kennis. Op grond daarvan beslissen zij tot verder lezen of doorbladeren. Om het de lezer gemakkelijk te maken, is het gebruikelijk dat de inleiding een bepaalde opbouw heeft (tabel 6.1).[1-3]

Het is een goed streven om de inleiding kort te houden, bijvoorbeeld niet veel meer dan 1 A4-bladzijde met de tekst op dubbele regelafstand. De leesbaarheid kan men verder vergroten door elke alinea te laten beginnen met een hoofdzin die de belangrijkste informatie van de alinea bevat. Een motto of citaat aan het begin als 'opleuker' is bijna nooit nodig en maakt een nogal gewilde indruk.

Samenvatting van bestaande kennis

De inleiding van een oorspronkelijk artikel begint direct met een kort overzicht van de bestaande kennis over het specifieke onderwerp van het onderzoek. Het gaat daarbij vooral om het weergeven van de resultaten van voorgaand onderzoek, minder om de namen van de auteurs-onderzoekers en hun vraagstellingen.
Dit gedeelte bevat alleen de informatie die voor het onderwerp nodig is, aangepast aan het niveau van de doelgroep. Een herhaling van basiskennis verveelt de lezer en kost nodeloos tijd. Maar een opening

op een te specialistisch niveau, die alleen door een kleine kring van kenners valt te begrijpen, leidt tot onnodig verlies van potentiële lezers.

VOORBEELD

> 'Liesbreuken komen vaak voor en hoewel de resultaten van chirurgisch herstel vaak goed zijn, verloopt het postoperatieve herstel relatief langzaam en treden veel recidieven op. In de meeste westerse landen duurt het na de operatie 4 tot 6 weken voordat de patiënt weer deel kan nemen aan het arbeidsproces.[refs] Recidiefcijfers in de literatuur variëren van minder dan 1 tot meer dan 10% na 5 jaar.[refs][4]

Beschrijving van het probleem

Vervolgens legt men uit welk probleem nog niet opgelost is. Zo kan het zijn dat er gegevens ontbreken of dat eerdere onderzoeken tegengestelde gegevens hebben opgeleverd.

Net als in de voorgaande samenvatting van de bestaande kennis is een uitgebreid literatuuroverzicht hier ongewenst. Overeenkomsten en verschillen tussen de bevindingen van het huidige onderzoek en die van eerdere studies komen pas in de beschouwing aan de orde (zie hoofdstuk 9 *Beschouwing*).

VOORBEELD, VERVOLG:

> 'Deze gegevens dienen echter voorzichtig te worden geïnterpreteerd omdat de follow-up van patiënten in deze onderzoeken vaak incompleet en onbetrouwbaar is.[refs] In goede gerandomiseerde onderzoeken worden hogere recidiefpercentages gemeld en ook het landelijke percentage operaties wegens recidief van liesbreuken (ten opzichte van primaire liesbreukoperaties) ligt hoger (tot 15% na 5 jaar).[refs]
>
> Laparoscopische liesbreukchirurgie is recentelijk geïntroduceerd als alternatief.[refs] In een aantal kleine gerandomiseerde trials bleek deze techniek superieur met betrekking tot postoperatieve pijn en herstel na operatie.[refs] Deze onderzoeken waren echter te klein om zinvol het recidiefpercentage na operatie te bestuderen.[refs] [4]

Vraagstelling

Als logisch vervolg op het geschetste probleem bevat de slotalinea van de inleiding de specifieke onderzoeksvraagstelling en vaak ook een aanduiding van de gehanteerde onderzoeksopzet. Dit is de plaats waar duidelijk wordt waarom het artikel lezenswaardig is.
Deze alinea bepaalt ook de verwachtingen van de lezers voor de rest van het artikel. Men moet de vraagstelling zorgvuldig formuleren, want de resultaten en de conclusie horen op deze vraag het antwoord te geven. Omdat de inleiding eindigt met de vraagstelling, kan het deel 'methoden' hierop naadloos aansluiten. Het is in klinisch-wetenschappelijke artikelen zeer ongebruikelijk om in de inleiding vooruit te lopen op de resultaten.

VOORBEELD, VERVOLG:

> *'Een gerandomiseerd multicenteronderzoek werd gestart om postoperatief herstel, complicaties en recidiefpercentages te vergelijken na extraperitoneaal laparoscopische of conventioneel chirurgische behandeling van patiënten met een unilaterale primaire liesbreuk of een eerste recidief.'*[4]

Literatuur

1 Overbeke AJPM, Gijn J van, Hart W, Walvoort HC. Publiceren in biomedische tijdschriften. Houten: Bohn Stafleu Van Loghum, 1999.
2 Peat J, Elliott E, Baur L, Keena V. Scientific writing; easy when you know how. Londen: BMJ Books; 2002.
3 Schouten EJ, Dolmans WMV, Borgdorff MW. Verhoogde sterfte onder Nederlandse ontwikkelingswerkers in de periode 1984-1994. Ned Tijdschr Geneeskd. 1996;140:1019-21.
4 Liem MSL, Graaf Y van der, Steensel CJ van, Boelhouwer RU, Clevers G-J, Meijer WS, et al. Sneller herstel en minder recidieven na laparoscopische liesbreukoperatie dan na conventionele; een prospectief gerandomiseerd onderzoek. Ned Tijdschr Geneeskd. 1997;141:1430-6.

Methoden en statistiek 7

Samenvatting
- Het deel 'methoden' van een oorspronkelijk stuk vormt het keurmerk van het artikel.
- Niet alleen een onjuiste methode, maar ook een onvolledige beschrijving ervan resulteert veelal in afwijzing van het manuscript.
- De beschrijving van de methoden bestaat in de regel uit 6 onderdelen: (a) de studieopzet (experimenteel, beschrijvend); (b) bestudeerde onderwerp (patiënten, controlegroepen, interventie); (c) toestemming van medisch-ethische toetsingscommissie en van patiënten, voor zover van toepassing; (d) uitkomstmaten (bijvoorbeeld sterfte, ernst van ziekteverschijnselen, complicaties); (e) wijze waarop de gegevens werden verzameld; (f) statistische analyse.

Wetenschappelijk onderzoek leidt tot nieuwe kennis over de werkelijkheid. Wie het onderzoek verricht, is daarbij niet van belang, maar wel dat iedereen die het onderzoek zou herhalen tot dezelfde uitkomsten komt. Het onderzoek is alleen herhaalbaar als men de gebruikte methoden gedetailleerd weergeeft in het daartoe bestemde gedeelte van het artikel. De methoden vormen de basis van een artikel. Wie hier slordig mee omgaat, zal daar zeker last van hebben bij het schrijven en het geaccepteerd krijgen van het manuscript. Een wetenschappelijk artikel kan om verschillende redenen worden afgewezen, maar meestal omdat de methoden niet deugen – of gebrekkig beschreven zijn. Dat geeft redacties weinig vertrouwen, terwijl in andere gedeelten wel nog vaak de mogelijkheid tot reparatie aanwezig is, bijvoorbeeld in de presentatie van de resultaten of de interpretatie ervan in de beschouwing.

Omdat de methoden een wezenlijk bestanddeel vormen van de wetenschappelijke inhoud van het artikel, is het eigenlijk vreemd dat

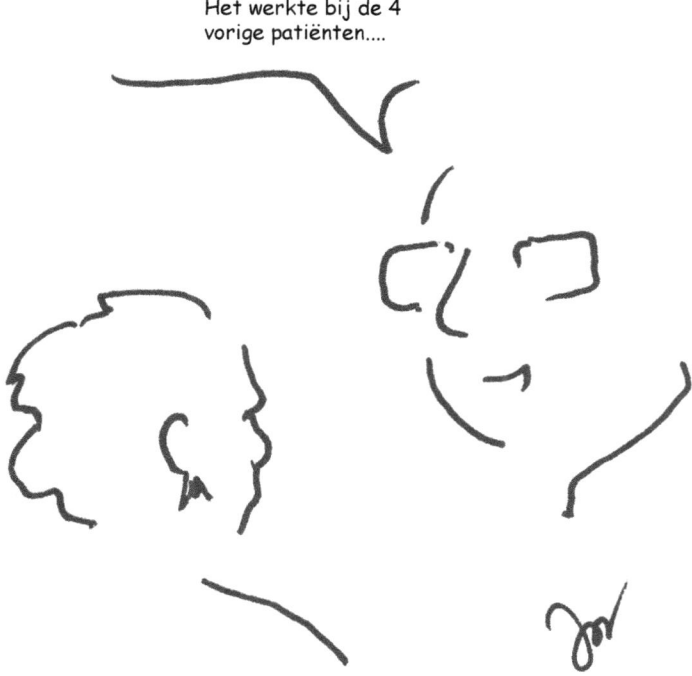

veel tijdschriften de methodesectie van oorspronkelijke artikelen in een kleiner lettertype afdrukken. Gezien het belang van de gebruikte methoden zou dat deel misschien beter in het normale lettertype gedrukt kunnen worden. Ook is het essentieel dat de gebruikte methode in de samenvatting aan de orde komt.

Dit hoofdstuk is geen handleiding voor het kiezen van de juiste onderzoeksmethode; daarvoor verwijzen wij naar gespecialiseerde handboeken en hoofdstuk 2 van dit boek (*Typen van klinisch-wetenschappelijk onderzoek*).[1] Het gaat hier alleen over de presentatie.

Onderzoeksopzet

Het is van belang om aan te geven of gegevens uit het verleden zijn verzameld (retrospectief), of dat ze vanaf een bepaald ogenblik ten behoeve van het onderzoek zijn vergaard (prospectief). Als bij prospectief onderzoek wordt gerandomiseerd, mag een omschrijving

van het type randomisatieproces niet ontbreken: centraal, per blok of met behulp van stratificatie. Waren de onderzoekers of de patiënten, of allen, geblindeerd voor de toewijzing van de interventie? Wie evalueerden de uitkomstmaat en waren ook die personen geblindeerd voor de toegewezen interventie?
Bij observationeel onderzoek moet men vermelden of het om een patiënt-controleonderzoek gaat of om een cohortstudie.

Bestudeerde onderwerp

In veel oorspronkelijke artikelen worden patiënten beschreven. Ook zijn vaak controlegroepen in het onderzoek opgenomen. Het is voor de lezer belangrijk om nauwkeurig de criteria te omschrijven waaraan de patiëntengroep en eventueel de controlegroep moesten voldoen om voor deelname aan het onderzoek in aanmerking te komen. Lezers vragen zich namelijk al snel af of het artikel ook van toepassing is op hun eigen patiënten. Hetzelfde geldt voor de uitsluitingscriteria. Ook is van belang te vermelden hoe patiënten zijn benaderd: bijvoorbeeld persoonlijk, schriftelijk, via een 'opting-in'- of een 'opting-out'-methode. Bij een vergelijkend interventieonderzoek (klinische trial) eisen wetenschappelijke tijdschriften dat in een stroomdiagram wordt verantwoord hoe de aantallen patiënten tot stand zijn gekomen, van inclusie tot en met de analyse.[2] Een voorbeeld staat in figuur 7.1. Ook voor beschrijvend onderzoek kan een dergelijk diagram nuttig zijn.

Bij een onderzoek over diagnostische methoden (www.consort-statement.org/Initiatives/newstard.htm) is het nodig om de technieken te omschrijven waarmee de patiënten en controlepersonen zijn onderzocht, eventueel met de merknaam van de apparatuur en de fabrikant ervan. Beschrijf bij therapeutisch onderzoek de behandelingen volledig genoeg zodat de lezer ze kan navolgen. Wat de namen van geneesmiddelen betreft, volstaat de stofnaam; merknamen hebben het nadeel dat ze gewild of ongewild tot reclame of antireclame leiden. Voor veel methoden kan men terugvallen op wat anderen reeds hebben gedaan; dan kan men aan de gebruikte methoden een of meer referenties wijden waarin deze zijn gevalideerd.

Voor systematische reviews en meta-analyses moet de zogenaamde QUORUM-checklist worden gebruikt,[3] voor observationeel onderzoek het STROBE-statement (www.strobe-statement.org).

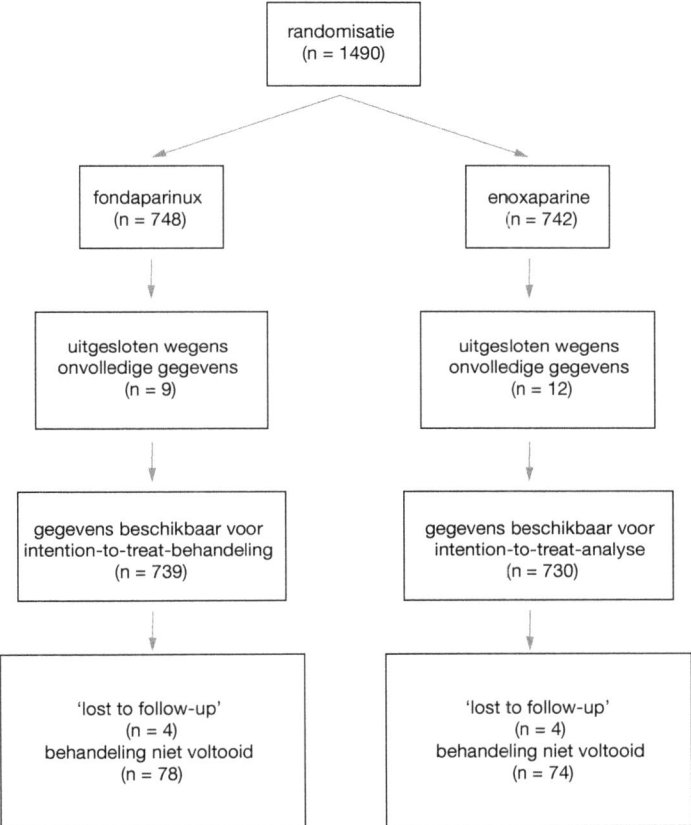

Figuur 7.1 Voorbeeld van een stroomdiagram bij het verslag van een vergelijkend geneesmiddelenonderzoek.

Toestemming van medisch-ethische toetsingscommissie en van patiënten

In een aantal tijdschriften meldt men in de verantwoordingsnoot de toestemming van een medisch-ethische toetsingscommissie (METC). Onderzoekers hebben namelijk ook een potentieel belangenconflict als zij bij diagnostiek en behandeling van hun patiënten mede geleid worden door wetenschappelijke vraagstellingen, en niet uitsluitend door het welzijn van de patiënten. Dit geldt als men patiënten aan handelingen onderwerpt of als men hun gedragsregels oplegt waardoor er op een of andere manier inbreuk wordt gemaakt op hun integriteit (www.ccmo.ml). Volgens de *Wet medisch-wetenschappelijk onderzoek met mensen (WMO)* dienen de onderzoekers daarom voor een dergelijk onderzoek begint een onderzoeksprotocol voor te leggen aan de METC van de betreffende instelling of aan de Centrale Commissie Mensgebonden Onderzoek (CCMO).

Onderzoek waarbij een proefpersoon één keer urine moet inleveren, valt meestal niet onder de WMO, maar wel onderzoek waarvoor patiënten 3 weken lang urine moeten inleveren (www.ccmo.nl). Ook onderzoek waarbij geneesmiddelen worden gebruikt, valt onder de wet, tenzij de proefpersonen dat middel al gebruikten in het kader van hun behandeling. Net zo valt het afnemen van extra bloed onder de WMO, tenzij de bloedafname deel uitmaakt van de standaardbehandeling. Retrospectief onderzoek en onderzoek met patiëntendossiers vallen er niet onder. De betreffende gegevens zijn immers niet in het kader van een onderzoek verzameld en de proefpersoon hoeft voor het onderzoek niets te doen of te laten.

Een medisch tijdschrift verwacht van auteurs dat zij in de methodesectie vermelden dat de METC ('institutional review board'; IRB) het onderzoek heeft goedgekeurd. Daar behoort zo nodig ook bij te staan dat de proefpersonen geïnformeerde weloverwogen toestemming ('informed consent') voor deelname aan het onderzoek hebben gegeven.

Bij de publicatie respecteert de arts-auteur de levenssfeer van de beschreven patiënten door de gegevens zo goed mogelijk te anonimiseren, zonder daarmee het wetenschappelijke belang van de mededeling te verminderen.[4] Mocht het daarvoor nodig zijn om gegevens te veranderen, dan kan men in de verantwoordingsnoot toevoegen:

> *'In de patiëntengegevens werden met medeweten van de redactie enkele zaken veranderd om herkenning van de patiënten te voorkomen.'*

Dat medeweten is belangrijk omdat de redactie dan kan nagaan of met de veranderingen niet ook de wetenschappelijke informatie op ontoelaatbare wijze inhoudelijk is gewijzigd.

Uitkomstmaten

In oorspronkelijke artikelen waarin men gegevens van patiënten analyseert, zijn uitkomstmaten een belangrijk element van het onderzoek. De uitkomstmaten dient men nauwkeurig te definiëren. Allereerst de belangrijkste ('primaire') uitkomstmaat van het onderzoek en daarnaast de bevindingen die men als bijkomende (secundaire) uitkomstmaten hanteert. Bij een vervolgonderzoek van ernstig zieke patiënten kan men de sterfte binnen een bepaalde termijn als primaire uitkomstmaat nemen, terwijl bijvoorbeeld overleving zonder ziekteverschijnselen als secundaire uitkomstmaat kan dienen. De ernst van ziekteverschijnselen geeft men weer aan de hand van criteria die niet alleen objectief zijn (bijvoorbeeld een verschil in bloeddruk), maar liefst ook relevant voor de patiënt (zoals de mate van hulpbehoevendheid).[5,6] Een moeilijk te accepteren uitkomstmaat is de 'tevredenheid' van patiënten – des te meer als de behandelaar hier zelf naar vraagt. Dat levert vrijwel alleen gewenste antwoorden op.

Gegevensverzameling

De wijze waarop de uitkomstmaten zijn verzameld, verdient bijzondere aandacht. Omschrijf daarom nauwkeurig de gebruikte middelen, apparatuur en laboratoriumtests met hun eigenschappen en variatiecoëfficiënten. Hoe gegevens uit vragenlijsten, enquêtes en interviews zijn verzameld en verwerkt, moet eveneens precies zijn vermeld, evenals hoe de respons op deze laatste uitkomstmaten is gekwantificeerd.

Statistische analyse

Veel onderzoekers consulteren een klinisch epidemioloog of biostatisticus alvorens hun resultaten weer te geven. De gebruikte statistische techniek, liefst met referentie, hoort thuis in de methodesectie van het artikel. Vaak zijn voor de analyse van onderzoeksresultaten meerdere statistische technieken noodzakelijk. Voor dichotome analyse is een andere techniek (bijvoorbeeld de χ^2-toets) noodzakelijk dan voor het vergelijken van continue variabelen (bijvoorbeeld de t-toets).

Een veel gemaakte vergissing is het zonder goede gronden kiezen van statistische methoden die geschikt zijn voor gegevens die verdeeld zijn volgens een normale gausscurve, de zogenaamde parametrische statistiek. Die aanname geldt niet alleen voor vergelijkingen met de zogenaamde t-toets, maar ook voor zoiets schijnbaar banaals als gemiddelden en standaarddeviatie (SD). Wanneer men bijvoorbeeld leest dat de gemiddelde leeftijd van een groep patiënten met een bepaald soort hersenbloeding 73 jaar (SD: 24) was, impliceert dit dat enkele patiënten in het onderzoek ouder dan 121 jaar waren, want bij een normale verdeling wordt immers 95% van de populatie omschreven door 2 standaarddeviaties aan weerszijden van het gemiddelde.

Omgekeerd verraadt een scheve verdeling zich ook als door het aftrekken van 2 standaarddeviaties van het gemiddelde een negatieve waarde ontstaat. In al die gevallen is een niet-parametrische statistische methode nodig, dat wil zeggen een methode die niet gebaseerd is op absolute waarden, maar op de rangorde in de reeks, zoals mediane waarde, kwartielen en decielen. Rekenmachientjes zijn geduldig, maar ze kunnen niet het denkwerk van de auteur overnemen.

Als gegevens ontbreken, moet men de uitkomsten van het onderzoek soms hiervoor corrigeren.[7] Ook bij het opstellen van een systematische review vindt men vaak verschillen in kwaliteit van de geïncludeerde onderzoeken. In dat geval is het belangrijk een sensitiviteitsanalyse te beschrijven.[8] Als subgroepanalyse van de resultaten is toegepast, moet men altijd aangeven of de subgroep van tevoren was gespecificeerd of dat deze er later ('post hoc') is bijgesleept.

Tabel 7.1	De essentiële zaken in het onderdeel 'methoden'.[7]
onderzoeksopzet (experimenteel, beschrijvend, diagnostische methode of meta-analyse)	
studiemateriaal (patiënten, controlegroepen, toestemming, interventies, apparatuur, medicamenten)	
uitkomstmaten (primaire en secundaire)	
gegevensverzameling	
statistische analyse	

Menig tijdschrift maakt gebruik van een huisstatisticus om de statistische bewerking van de aangeboden manuscripten te toetsen, als de hoofdredactie ze in principe in aanmerking vindt komen voor publicatie.

Tot slot

Om te controleren of alle methodologische gegevens (naast de onderzoeksopzet en de statistische analyse van een onderzoek) zijn vermeld, kan de auteur gebruikmaken van het acroniem 'PICO'. In geval van een onderzoek over therapie staat deze term voor de onderzochte patiëntengroep (P), de ingreep of behandeling (I), de behandeling waarmee de interventie is vergeleken, d.w.z. een placebo, een andere behandeling of geen behandeling (C), en ten slotte het effect van de interventie ('outcome'; O). De PICO-methode is afkomstig uit de praktijk van het zoeken en selecteren van literatuur.[9] Een goede zoekvraag bevat alle vier deze elementen. Omgekeerd kan een auteur bevorderen dat een artikel in het geval van een bijpassende zoekvraag gevonden en geselecteerd wordt door deze elementen in het artikel te beschrijven. De eerste reden om de onderzoekmethode volledig te beschrijven is dat het onderzoek reproduceerbaar moet zijn.
De essentiële bestanddelen van het onderdeel 'methoden' zijn samengevat in tabel 7.1.[10]

Een volledig voorbeeld ervan is weergegeven in tabel 7.2.

Tabel 7.2 Voorbeeld van de sectie 'methoden' van een oorspronkelijk artikel.

patiënten	Bij 1490 patiënten ouder dan 21 jaar met een acuut myocardinfarct en een serum-creatinineconcentratie lager dan 175 micromol/l, die behandeld werden met fondaparinux of met heparine met een laag molecuulgewicht (enoxaparine), gingen wij het effect van de nierfunctie na op de klinische uitkomsten op de lange termijn. Het protocol van het onderzoek is reeds eerder gepubliceerd.[a]
studieopzet	Het onderzoek werd gerandomiseerd en dubbelblind uitgevoerd bij patiënten die werden opgenomen met een myocardinfarct gepaard gaande met ST-segmentelevatie op het elektrocardiogram. Direct na opname werden zij via een centraal telefoonnummer gerandomiseerd naar enoxaparine 1 mg/kg 2 dd s.c. of naar fondaparinux 2 mg/kg 1 dd s.c. De patiënten toegewezen aan de enoxaparinegroep kregen enoxaparine 2 dd, die in de fondaparinuxgroep het interventiemiddel in de ochtend en een placebo in de avond. Daarna kregen alle patiënten acetylsalicylzuur in een orale dosering van 150-325 mg toegediend, bij opname gevolgd door een dagelijkse dosering tussen de 75-325 mg. Ook kregen zij op indicatie bètablokkers en angiotensineconverterend-enzym(ACE)-remmers per os. Tot het ziekenhuisontslag werd de nierfunctie dagelijks bepaald aan de hand van de plasmacreatinineconcentratie. De studieopzet werd goedgekeurd door de medisch-ethische toetsingscommissie en de patiënten gaven informed consent.[a]
uitkomstmaten	De primaire uitkomstmaat in het onderzoek was de incidentie van de sterfte, recidief van hartinfarct of beroerte 1 jaar na randomisatie. Secundaire uitkomstmaten waren de bloedingscomplicaties tijdens ziekenhuisopname, geclassificeerd volgens de 'thrombolysis in myocardial infarction'(TIMI)-criteria.[b] De uitkomsten werden gerelateerd aan de creatinineklaring, zoals berekend volgens de formule van Cockcroft en Gault.[c] Er werden 4 strata gecreëerd: creatineklaring < 30 ml/min, 30-59 ml/min, 60-90 ml/min en > 90 ml/min. De primaire en secundaire uitkomstmaten werden geclassificeerd door een onafhankelijke commissie, die niet op de hoogte was van de overige klinische gegevens.
statistiek	Alle analyses over de effecten van beide behandelingen waren gebaseerd op het 'intention-to-treat'-principe. Continue variabelen worden gepresenteerd als medianen en interkwartielen, categorische variabelen als frequentie. Bij het vergelijken van de uitgangskarakteristieken gestratificeerd naar nierfunctie werden de verschillen in continue variabelen geanalyseerd volgens de rangtoets van Kruskal en Wallis en verschillen in categorische variabelen met de χ^2-toets. De frequentie van uitkomstmaten na 1 jaar en de bloedingscomplicaties tijdens ziekenhuisopname werden vergeleken tussen de 4 nierfunctiestrata en geanalyseerd met de χ^2-toets. Ook werd trendanalyse gedaan. Alle statistische analyses werden verricht met de Stata/SE versie 9.1 software (StataCorp College Station, Texas, VS).

Literatuur

1. Haynes RB, Sackett DL, Guyatt GH, Tugwell P. Clinical epidemiology: how to do clinical practice research. 3rd ed. Philadelphia: Lippincott, Williams & Wilkins; 2005.
2. Moher D, Schulz KF, Altman DG. The CONSORT statement: revised recommendations for improving the quality of reports of parallel-group randomised trials. Lancet. 2001;357:1191-4.
3. Moher D, Cook DJ, Eastwood S, Olkin I, Rennie D, Stroup DF. Improving the quality of reports of meta-analyses of randomised controlled trials: the QUOROM statement. Lancet. 1999;354:1896-900.
4. Zimmerman C, Meis JFGM. Herkenning van ziektegeschiedenissen door derden. Ned Tijdschr Geneeskd. 2000;144:2217-8.
5. Crevel H van, Gijn J van. Klinimetrie: hoe gaat het met de patiënt? Ned Tijdschr Geneeskd. 1990;134:7-11.
6. Haan RJ de, Vermeulen M, Holman R, Lindeboom R. Het meten van de functionele toestand van de patiënt in klinische trials met moderne klinimetrische methoden. Ned Tijdschr Geneeskd. 2002;146:606-11.
7. Stijnen Th, Arends LR. Dwalingen in de methodologie. XVI. Wat te doen met ontbrekende waarnemingen? Ned Tijdschr Geneeskd. 1999;143:1996-2000.
8. Assendelft WJ, Tulder MW van, Everdingen JJE van, Offringa M, Bouter LM. De praktijk van systematische reviews. IX. Plaatsbepaling in behandelingsbeslissingen in richtlijnen. Ned Tijdschr Geneeskd. 2002;146:1527-31.
9. Koopmans RP, Offringa M. De juiste vragen stellen. In: Offringa M, Assendelft WJJ, Scholten RJPM, redacteuren. Inleiding in evidence-based medicine; klinisch handelen gebaseerd op bewijsmateriaal. Houten: Bohn Stafleu Van Loghum; 2000.
10. International Committee of Medical Editors. Uniform requirements for manuscripts submitted to biomedical journals. N Engl J Med. 1997;336:309-16.

Resultaten 8

Samenvatting
- Bij een wetenschappelijk artikel staat in het hoofdstuk 'resultaten' wat het onderzoek aan bevindingen heeft opgeleverd.
- De resultaten worden zo exact mogelijk weergegeven; zo horen bij (afgeronde) percentages ook altijd de absolute aantallen te staan. De volledigheid moet niet verder gaan dan een verantwoording van de bevindingen vereist.
- De resultaten worden neutraal en zonder waardeoordeel opgeschreven; de interpretatie ervan volgt pas in de paragraaf 'beschouwing'.
- Eerlijkheid is geboden bij het vermelden van ontbrekende of onwelkome gegevens.
- De resultaten staan in de onvoltooid verleden tijd.
- Aanvullende manieren om resultaten weer te geven zijn tabellen en figuren.

Nadat van het onderzoek de inleiding en de methoden zijn beschreven, volgt de paragraaf 'resultaten'. Die vormt de kern van het artikel, het wezenlijkste deel. Hierin staan namelijk de nieuwe wetenschappelijke feiten die het onderzoek heeft opgeleverd. Het hele artikel moet helder en duidelijk zijn, maar voor de resultaten geldt dat in het bijzonder.

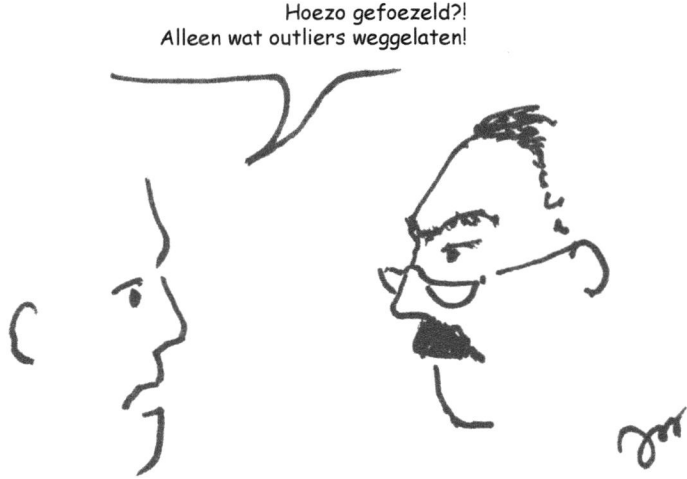

De tekst van 'resultaten'

KENMERKEN VAN DE BESTUDEERDE PATIËNTEN OF MATERIALEN
Bij een klinisch onderzoek met patiënten beschrijft men bij 'methoden' welke selectiecriteria werden gehanteerd om te komen tot de studiepopulatie. Aan het begin van 'resultaten' beschrijft men van die populatie de kenmerken, vaak in een zogenaamde 'tabel 1'. Met beschrijvende statistiek worden de kenmerken gekwantificeerd. Als er meerdere onderzoeksgroepen zijn, kan men daaruit de vergelijkbaarheid aflezen. En met deze informatie kan de lezer bijvoorbeeld nagaan of de resultaten extrapoleerbaar zouden kunnen zijn naar de eigen patiëntenpopulatie. Het is nuttig om een stroomdiagram te geven waarin men duidelijk aangeeft hoeveel patiënten in de opeenvolgende fasen en groepen werden bestudeerd; bij gerandomiseerd klinisch onderzoek heet dat een CONSORT-schema.[1] Daarin komt ook de uitval van patiënten gedurende het onderzoek aan de orde. Een voorbeeld staat in hoofdstuk 7 (*Methoden en statistiek*).
Daarna komen de resultaten die een antwoord geven op de onderzoeksvraag zoals gesteld aan het eind van de inleiding.

OPSOMMING, GEEN HISTORISCH VERSLAG
Bij het onderzoek zijn allerlei resultaten verkregen. Deze hoeven we niet allemaal op te schrijven in 'resultaten'. Er waren namelijk dwaalwegen bij en doodlopende paden. 'Resultaten' is geen historisch of boekhoudkundig verslag van wat allemaal is gevonden. Het is een opsomming van alleen resultaten die van belang zijn voor een antwoord op de vraagstelling van het onderzoek.
De volgorde van de resultaten hoeft niet de volgorde te zijn waarin de resultaten zijn verkregen. Het is voor de lezer het overzichtelijkst als de volgorde dezelfde is als die in 'methoden'.

BESCHRIJVING, GEEN INTERPRETATIE
De beschrijving van de resultaten dient waardevrij te zijn. Dat wil zeggen dat de lezer niet mag merken wat de mening van de auteur over de resultaten is. Dus geen termen zoals 'uiteraard' en 'vanzelfsprekend'. Ook niet: 'Helaas was maar liefst 36% van de patiënten na de operatie nog steeds incontinent', maar 'Na de operatie was 36% van de patiënten nog steeds incontinent.' De lezer mag van de resultaten denken wat hij of zij zelf wil. Hoe de auteurs de resultaten interpreteren, volgt in 'beschouwing'.
De beschrijving van de resultaten staat, net als die van de methoden, in de onvoltooid verleden tijd (zie hoofdstuk 12 Stijl).

GEEN LITERATUURREFERENTIES
In de resultatensectie kunnen geen literatuurreferenties voorkomen, want op deze plaats in het artikel zijn alleen maar de bevindingen van het onderzoek in kwestie aan de orde. Een uitzondering is wanneer de vraagstelling van het onderzoek juist gaat over het vergelijken van eigen waarnemingen met die van anderen. Dan kan er bijvoorbeeld staan: 'De mate van vermoeidheid bij aanvang van de behandeling was vergelijkbaar met die van de Duitse normpopulatie,[refs] maar niet met die van de Amerikaanse.[refs] Deze referenties behoren ook al in de methodesectie te worden genoemd.

Exacte weergave

De resultaten mogen niet voor tweeërlei uitleg vatbaar zijn. Als er bijvoorbeeld staat 'coagulopathie kwam voor bij 40 tot 93% in de verschillende groepen van patiënten met hersenletsel', wat wordt dan bedoeld met 'tot 93%'? Strikt genomen hoort 93% daar niet bij, want er staat 'tot'. Voor het weergeven van dit soort intervallen kan men het beste de standaardaanduidingen van het Centraal Bureau voor de Statistiek aanhouden: '40-93%' betekent dan '40 tot en met 93%', en '40 tot 93%' kan men beter herschrijven tot '40-92%'.

Een ander voorbeeld: stel in een artikel staat bij 'methoden' dat patiënten in leeftijdgroepen werden verdeeld, voor een dwarsdoorsnedeonderzoek. In de resultaten staat 'De prevalentie van de ziekte nam toe met de leeftijd'. Dat suggereert dat patiënten naarmate ze ouder worden vaker de ziekte hebben, maar bij een dwarsdoorsnedeonderzoek volgt men de patiënten juist niet in de tijd (zie hoofdstuk 2 *Typen van klinisch-wetenschappelijk onderzoek*). Of de patiënten uit de lagere leeftijdgroepen later een hogere prevalentie zullen krijgen, kan men met deze onderzoeksopzet niet uitmaken. Daarvoor is longitudinaal onderzoek nodig. Het is daardoor niet zeker dat de prevalentie met de leeftijd toeneemt. Juister is daarom de formulering 'De prevalentie van de ziekte was groter in de hogere leeftijdgroepen.'

Nog een voorbeeld van onduidelijkheid: 'Van enkele patiënten ontbraken de gegevens.' Van hoeveel patiënten en welke gegevens? En als auteurs getallen geven van de resultaten van een operatie, gaat het dan om aantallen ingrepen, bijvoorbeeld heupoperaties, of om aantallen patiënten bij wie de ingreep werd uitgevoerd? Redacties en lezers moeten de resultaten kunnen herleiden tot individuen, dus men wil geen tabellen met alleen aantallen ogen of knieën.

Om terug te komen op de genoemde 36% patiënten met incontinentie: om hoeveel patiënten ging het precies, dat wil zeggen in absolute aantallen? Bovendien: als het in totaal om bijvoorbeeld 21 patiënten ging, betekent 36% 7,56 patiënten. Zijn dat dan 7 of 8 patiënten? Bedenk dat een oorspronkelijk stuk gaat over patiënten, niet over percentages. Als later iemand een meta-analyse wil doen en patiënten uit meerdere artikelen bij elkaar wil optellen, moet het duidelijk zijn hoeveel patiënten dat waren en dan voldoen percentages niet. Echter, percentages zijn wel heel nuttig als een relatieve maat, om bevindingen met elkaar te kunnen vergelijken. Kortom: beide zijn nodig: de absolute aantallen én de percentages. Een elegante weergave is om de absolute aantallen in een tabel te zetten en in de tekst hiernaar te verwijzen met de percentages. Wanneer de getallen in een tabel zijn 'gesekwestreerd', kan de tekst van 'resultaten' kort blijven: men kan dan volstaan met het noemen van alleen de belangrijkste bevindingen.

Figuren en tabellen

Sommige resultaten worden bijna onleesbaar als men ze in woorden weergeeft, bijvoorbeeld: 'Daarbij bleek dat de ileocoecale hoek aan de linker zijde van het abdomen gelokaliseerd was en dat het ileum vanaf rechts in het coecum uitmondde.' Dan kan een tekening uitkomst bieden. Vaak is daarbij de hulp van een professionele illustrator nodig. Enkele tijdschriften hebben zo iemand in dienst, maar anders moet de auteur zelf op zoek.

TABEL

Als een lezer veel getallen met elkaar moet vergelijken, is een tabel handig. Hoe men een tabel het beste kan indelen, hangt samen met het aantal en de aard van de gegevens. Een tabel heeft rijen en kolommen en die kan men onderling verwisselen zonder dat er iets wezenlijks verandert aan de resultaten. Bij de keus wat het beste voor de rijen past en wat voor de kolommen geldt als vuistregel dat het voor lezers over het algemeen makkelijker is om cijfers naast elkaar te vergelijken dan onder elkaar (tabel 8.1).

Zorg ervoor dat de symbolen in een tabel niet contra-intuïtief zijn: gebruik bijvoorbeeld geen '+' voor 'vermindering'.

GRAFIEK

Als het de bedoeling is om trends in de resultaten te laten zien, kan dat met een grafiek of een staafdiagram (tabel 8.2).

Tabel 8.1	Aandachtspunten bij het maken van een tabel.
inhoud	• Beschrijft het opschrift de inhoud precies en bondig?
	• Zijn de kolomkopjes van toepassing op alle items in de kolom?
	• Zijn de rijaanduidingen van toepassing op alle items in de rij?
	• Tellen de aantallen op tot het totaal?
	• Kloppen de percentages met de aantallen?
	• Zijn de afkortingen in voetnoten toegelicht?
	• Kloppen de gegevens in de tabel met die in de tekst en de samenvatting?
	• Kan de tabel zonder verdere informatie worden begrepen?
opmaak	• Is de tabel op dezelfde manier opgebouwd als de andere tabellen in het artikel?
	• Is duidelijk wat de gegevens tussen haakjes zijn (bijvoorbeeld: %, standaarddeviatie, uitersten, 95%-betrouwbaarheidsinterval, kwartielen)?
	• Zijn de haakjes consequent gebruikt?

Tabel 8.2	Aandachtspunten bij het maken van een grafiek.
inhoud	• Beschrijft het onderschrift de gepresenteerde informatie precies en bondig? • Zijn de x-as en de y-as voorzien van een bijschrift? • Is de betekenis van de lijnen en symbolen uitgelegd? • Kan de figuur zonder verdere informatie worden begrepen? • Zijn afkortingen in het onderschrift toegelicht? • Klopt de informatie met die in de tekst en de samenvatting?
opmaak	• Staat de afhankelijke variabele op de y-as? • Is de figuuropmaak dezelfde als voor soortgelijke figuren in het artikel? • Zijn de gebruikte opvulpatronen ('behangetjes') begrijpelijk? Springen enkele patronen er niet te veel uit zodat sommige onderdelen daardoor nadruk krijgen? • Is de figuur geschoond van storende informatie zoals aantallen en p-waarden, die beter in het onderschrift kunnen staan?

Voor enkele eenvoudige getallen volstaat een tabel meestal; zo is een 'taartdiagram' bijna nooit zinvol. Om te zorgen dat zo min mogelijk optische vertekening optreedt in de curven en de balken, plaatst men p-waarden en tekstuele aanduidingen niet in het veld van de figuur, maar in het onderschrift. Een tweedimensionale weergave van resultaten is geschikter dan een driedimensionale, want soms is het de bedoeling dat de lezer, eventueel met een liniaal, zaken op de assen kan aflezen en vergelijken.

Zoals we al aanstipten: een groot voordeel van figuren en tabellen is dat men zo resultaten op een compacte manier kan weergeven en, vooral bij tabellen, dat men veel resultaten kan weergeven, als een soort archief.

Wetenschappelijke eerlijkheid

Bij het opschrijven van de resultaten komt wetenschappelijke eerlijkheid om de hoek kijken. Het onderzoek werd op grond van een bepaalde hypothese gedaan en het is natuurlijk mooi als de resultaten die hypothese onderschrijven. Het kan verleidelijk zijn om sommige resultaten als 'uitbijters' te verklaren en ze weg te laten. Auteurs zijn mensen en dat betekent dat allerlei menselijke drijfveren een rol spelen: hebzucht, macht, verlangen naar bevestiging. Wie zou niet graag de behandeling ontdekken waarmee malaria kan worden uitgeroeid? En daarvoor de Nobelprijs krijgen? Manipuleren van bevindingen kan ernstige vormen aannemen: de schaal loopt van ongewenste uitkomsten weglaten naar onderzoeksuitkomsten een beetje verdraaien zodat het beter uitkomt, manipuleren van de statistiek, tot het volledig verzinnen van gegevens. Het is duidelijk dat het ideaal dan niet meer is om de werkelijkheid te ontrafelen.

Wees bij het opschrijven van de resultaten daarom niet bang om eerlijk te zijn: als een bepaalde waarde ontbreekt doordat het betreffende reageerbuisje op de grond viel, schrijf dan bijvoorbeeld 'Een van de waarden ontbrak door technische problemen.' Het kan trouwens heel goed zijn dat bij 'peer review' opheldering over ontbrekende waarden wordt gevraagd. Iedereen weet namelijk dat ongelukjes gebeuren ('Unfortunately, but predictably, the X-rays got lost.'). Een artikel waarin alles gladjes verloopt, wekt wantrouwen over de integriteit van de onderzoekers.

Literatuur

1 Verslaglegging van gerandomiseerd medisch-wetenschappelijk onderzoek volgens een standaardmethode; de 'Consolidation of the standards of reporting trials' (CONSORT) [redactionele kanttekening]. Ned Tijdschr Geneeskd. 1998;142:1089-91.

9 Beschouwing

Samenvatting
- De beschouwing van een artikel gaat over de betekenis van de resultaten, in het licht van bestaande kennis.
- De aspecten die daarbij meestal aan de orde moeten komen, zijn: (a) een kernachtige omschrijving van de onderzoeksresultaten; (b) opvallende bevindingen, zoals verschillen met eerder onderzoek; (c) sterke en zwakke punten van het onderzoek; (d) gevolgen voor de praktijk van de geneeskunde; (e) concrete suggesties voor toekomstig onderzoek.
- Elementen die beslist niet in een beschouwing thuishoren, zijn een nieuwe inleiding, overgebleven resultaten of een uitgebreide conclusie.

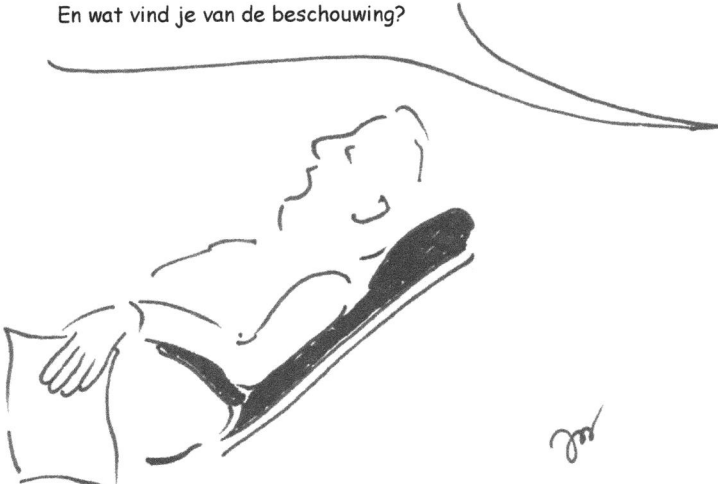

Laten wij maar meteen met de deur in huis vallen: de beschouwing behoort te gaan over de betekenis van de onderzoeksgegevens, en over vrijwel niets anders. Zoals blijkt uit het woord 'onderzoek', gaan wij hier voorbij aan overzichtsartikelen of andere didactische artikelen; deze hebben een eigen structuur. Juist voor artikelen met oorspronkelijke gegevens (casuïstisch, beschrijvend of experimenteel) is de beschouwing uiterst belangrijk.

Voor vele en zeker voor beginnende auteurs is de beschouwing ook het moeilijkste deel van het artikel, omdat de strekking ervan minder voor de hand ligt dan bij de inleiding en de delen 'patiënten en methoden' en 'resultaten'. Die verlegenheid leidt er dan toe dat de beschouwing begint met een nieuwe 'inleiding'. Bijvoorbeeld iets in de trant van 'Aandoening X is bij vele artsen onbekend ...' of 'De behandeling van ziekte Y is erg omstreden ...'. Na zo'n verkeerd begin komt het vaak niet meer goed met de beschouwing en zwalkt het betoog verder stuurloos naar een einde.

Daarom is het goed om bij het schrijven zo veel mogelijk een vast stramien voor ogen te houden (tabel 9.1).[1]

De in de tabel aangegeven volgorde is niet heilig; er kunnen goede redenen zijn om daarvan af te wijken, maar alle elementen moeten wel een plaats krijgen. Hieronder bespreken wij elk onderdeel.

Gebruik bij voorkeur ook in de beschouwing een aantal logische tussenkopjes als oriëntatiepunten voor de lezer, of maak op een andere manier duidelijk wanneer een nieuwe invalshoek in het betoog aan bod komt. Het is aan te raden daarvoor niet alleen door inspringen een nieuwe alinea aan te geven, maar ook een korte inleidende zin. Bijvoorbeeld: 'Het belang van methode P voor het diagnosticeren van ziekte Q wordt niet door alle voorgaande onderzoekers onderschreven.' Of, bij een volgend onderdeel: 'Ons onderzoek onderscheidt zich door enkele sterke kanten.'

Tabel 9.1 Opbouw van de 'beschouwing' bij een oorspronkelijk artikel.

- kernachtige omschrijving van de onderzoeksresultaten
- opvallende bevindingen, zoals verschillen met eerder onderzoek
- sterke en zwakke punten van het onderzoek
- gevolgen voor de praktijk van de geneeskunde
- suggesties voor toekomstig onderzoek

Het begin

Voordat men de betekenis van de onderzoeksgegevens bespreekt, is het nodig de lezer er nog even kernachtig aan te herinneren waar die gegevens op neerkomen. Het deel 'resultaten' bevat immers vaak een veelheid aan details, die soms ook nog in tabellen zijn verstopt, waardoor de grote lijn uit het zicht kan verdwijnen. Bovendien slaan sommige gehaaste lezers – en wie behoort daar niet toe – het deel 'resultaten' over, of zij keren er pas later naar terug. Hoe goede eerste zinnen eruit kunnen zien, illustreren wij in tabel 9.2 met enkele voorbeelden uit artikelen die als dubbelpublicatie in het *Nederlands Tijdschrift voor Geneeskunde* zijn verschenen, kort na publicatie in een vooraanstaand internationaal medisch tijdschrift.

Waarom het belangrijk was aan het onderzoek te beginnen is een overweging die in de inleiding van het artikel thuishoort (zie hoofdstuk 6 *Inleiding*) en niet in de beschouwing.

Tabel 9.2 De eerste zinnen van de 'beschouwing' bij een oorspronkelijk artikel: enkele goede voorbeelden uit dubbelpublicaties.

'In deze studie werden de in Nederland twee meest gebruikte behandelingen voor de palliatie van voedselpassageklachten ten gevolge van slokdarmkanker, namelijk stentplaatsing en brachytherapie, vergeleken. Brachytherapie resulteerde op de langere termijn in een effectievere vermindering van de passageklachten met minder complicaties dan stentplaatsing.'[2]

'Adenotonsillectomie verminderde bij kinderen met matige keelklachten het aantal koortsepisoden met 0,21, het aantal keelontstekingen met 0,21 en het aantal bovensteluchtweginfecties met 0,53 episoden per persoonsjaar. Het verschil was groter bij kinderen met 3-6 keelontstekingen in het jaar voor de studie dan bij de kinderen met 0-2 keelontstekingen. Wat betreft de kwaliteit van leven werden geen klinisch relevante verschillen tussen de groepen gevonden.'[3]

'In dit onderzoek verbeterde vroege behandeling met dexamethason de uitkomst bij volwassenen met acute bacteriële meningitis. Deze resulteerde in een daling van zowel de ongunstige uitkomst (in totaal) als sterfte. Er werd geen statistisch significant effect gevonden op neurologische restverschijnselen, inclusief gehoorstoornissen. Het effect was het meest uitgesproken bij patiënten met pneumokokkenmeningitis.'[4]

'Deze gerandomiseerde, dubbelblinde, placebogecontroleerde trial bij patiënten met acute pancreatitis met een voorspeld ernstig verloop toonde geen gunstig effect van de gebruikte probiotica op het optreden van infectieuze complicaties. Integendeel, er werd een meer dan tweevoudige toename van de kans op overlijden gevonden bij patiënten die probiotica ontvingen.'[5]

Opvallende bevindingen, zoals verschillen met eerder onderzoek

Teksten over vergelijkingen met eerdere publicaties zijn vaak moeilijk leesbaar wanneer de auteur zich bedient van een opeenvolging van 'minireferaten' en de synthese van de gegevens aan de lezer overlaat:

> 'Jansen et al. vergeleken de resultaten na 1 jaar van behandeling X in een achtereenvolgende serie van 127 patiënten en vergeleken deze met een groep van 159 patiënten die in voorgaande jaren met de methode Y waren behandeld en vonden ....,'

meteen daarna volgt dan:

> 'Pietersen et al. verrichtten een gerandomiseerd onderzoek tussen X en Y bij 46 patiënten; de resultaten na 3 maanden wezen uit dat ....'

De lezer haakt bij dit soort proza al snel af, zeker als in het verhaal ook nog 'Klaassen et al.' en 'Hendriksen et al.' op de proppen komen, in chronologische volgorde. Ook bij de inleiding van het artikel kan zich trouwens een dergelijk euvel voordoen.
De namen van al die (meest buitenlandse) auteurs vormen een deel van het probleem. Voor de eerste auteur zijn de auteurs van die artikelen vertrouwde personen geworden, soms ook doordat men ze op een congres heeft ontmoet. Maar de lezer zeggen zulke namen doorgaans niets, die van (plaatselijke) grootheden uitgezonderd; daarom horen ze uitsluitend in de literatuurlijst thuis. Als het echt nodig is om op een afzonderlijk onderzoek terug te komen, kan een beroemde naam soms als herkenningspunt dienen. Bij andere uitzonderingen is een unieke geografische of methodologische aanduiding voor de lezer gemakkelijker te onthouden ('de patiëntengroep uit Manchester', of 'de multicentrische trial').
Wezenlijker dan buitenlandse namen te vermijden, is dat men de lezer al samenvattend een lopend verhaal vertelt; met andere woorden, het zijn de auteurs zélf die de synthese van die eerdere gegevens voor hun rekening behoren te nemen.

Bijvoorbeeld zo:

> '*Eerdere publicaties vermeldden al wel positieve resultaten van behandeling X, maar daarbij ging het ofwel om onderzoek met een historische controlegroep,[ref] ofwel om gerandomiseerd onderzoek met minder dan 50 patiënten,[refs] of met een controleperiode van slechts 3 maanden.[refs]*

Als een onderzoek in alle opzichten ondeugdelijk is, kan het verstandig zijn om het buiten beschouwing te laten.

Bij een onderzoek over een therapeutische interventie is het ideaal als auteurs de resultaten 'optellen' bij die uit vorig onderzoek, door middel van een formele meta-analyse.[6,7] De meeste vooraanstaande internationale tijdschriften voor algemene geneeskunde stellen dit zelfs verplicht.[8]

Dat een resultaat onverwacht is, kan niet alleen komen door tegenstellingen met eerder onderzoek, maar ook door strijdigheid met wat voor de hand ligt. Zo kan het gebeuren dat een 'intention-to-treat'-analyse van een effectieve behandeling beter uitvalt dan de 'per-protocol'- of 'on-treatment'-analyse.[9] Zoiets vereist bespreking en een tentatieve verklaring, al moet men daarbij soms het toeval te hulp roepen.

Sterke en zwakke punten

Te grote bescheidenheid kan nadelig zijn. Het is daarom raadzaam om met de sterke punten van het onderzoek te beginnen. Het opsommen daarvan zal weinig moeite kosten. Daarbij kan het bijvoorbeeld gaan om een noviteit, zoals een nieuwe methode van onderzoek of behandeling, of om voordelen van de eigen onderzoeksmethode, zoals grote aantallen patiënten, een prospectieve opzet of een gerandomiseerde vergelijking.

Het vinden van zwakke punten is moeilijker: auteurs hebben immers bij voorbaat de overtuiging dat zij een verdienstelijk onderzoek hebben gedaan, anders waren zij niet aan de uitvoering en het opschrijven ervan begonnen. Toch is het verstandig om zelf in te gaan op mogelijke kritiek, voordat de redactie en de adviseurs erop wijzen. Die kritiek kan betrekking hebben op in- en externe validiteit van de resultaten. Interne validiteit gaat over de vraag of de resultaten op

zichzelf genomen kloppen: zijn er bijvoorbeeld geen patiënten 'weggeraakt', zijn de metingen betrouwbaar en accuraat, en zijn de juiste statistische methoden gebruikt?
Het beoordelen van de externe validiteit, ook wel: 'generaliseerbaarheid', is de volgende stap: gesteld dat de resultaten kloppen, gaan de conclusies dan ook op in andere omstandigheden?[10] Als een bepaald geneesmiddel goed werkt bij bijvoorbeeld depressies in ziekenhuis A, dan hoeft dat niet de eerste keus te zijn voor patiënten in ziekenhuis B, met andere verwijzingspatronen, en al helemaal niet voor de huisartspraktijk. Daarom is het goed om in de beschouwing nog eens rekenschap te geven van het soort selectie dat heeft plaatsgevonden, bijvoorbeeld oudere patiënten of patiënten bij wie eerder behandelingen hebben gefaald.

Gevolgen voor de praktijk van de geneeskunde

Onderzoekers kunnen op dit punt het beste juist wel bescheiden zijn en de feiten voor zich laten spreken. Na de zogenaamde 'term breech trial' heeft bijvoorbeeld een jarenlange discussie gewoed, binnen de kolommen van diverse medische tijdschriften, of bij een kind in stuitligging een sectio caesarea nu werkelijk de voorkeur moest krijgen boven een vaginale bevalling of niet.[11] Uit dit voorbeeld blijkt al dat de implicaties van een bepaald onderzoek voor de praktijk heftig omstreden kunnen zijn. Ook vragen lezers zich vaak af of bestaande richtlijnen eerst moeten worden herzien voordat een nieuwe behandeling wordt ingevoerd.
Niettemin mag in het artikel zelf een alinea over praktische toepassingen niet ontbreken, zij het in terughoudende bewoordingen. Daarbij moet men niet verder gaan dan de externe validiteit toelaat (zie hiervoor).
Een voorbeeld van overschatting van de klinische betekenis van de eigen resultaten is het volgende:

> '*De met X behandelde groep had een significant grotere pijnvrije loopafstand dan de controlegroep ($p < 0,0001$).*'

Op grond hiervan neemt de lezer terecht aan dat het gevonden verschil niet op toeval berust, maar op gebruik van het middel. '$p < 0,0001$' betekent namelijk dat als we het onderzoek 10.000 keer zouden herhalen en het verschil op toeval zou berusten, dat we dan deze onderzoeksuitkomst maar 1 keer zouden vinden. Maar wat betekent het verschil voor de behandelde patiënten? Daar gaat het uiteindelijk om.

> '*De met X behandelde patiënten hadden een significante, maar minimaal grotere pijnvrije loopafstand dan patiënten uit de controlegroep, namelijk 159 versus 150 m.*'

Hieruit blijkt de beperkte klinische betekenis van het gevonden verschil.

Een veelvoorkomende denkfout bij de interpretatie van de eigen onderzoeksresultaten is die van het type 'erna dus erdoor'. Een voorbeeld: als een kind in het eerste levensjaar een acute, ernstige ziekte krijgt, gebeurt dat doorgaans kort na een vaccinatie. In het eerste levensjaar worden de meeste kinderen immers frequent gevaccineerd. Dat wil niet zeggen dat een oorzakelijk verband met de vaccinatie voor de hand ligt. En dat mensen die een Elfstedentocht hebben gereden gemiddeld langer leven,[12] betekent niet dat men iedereen dit soort lichaamsbeweging moet aanraden: alleen de sterksten rijden zo'n tocht en vanwege die sterkte leven zij ook gemiddeld langer, niet vanwege de geleverde prestatie. Anders gezegd: een samenhang is geen oorzaak.

Tot slot

Sommige auteurs proberen nog wat extra resultaten in de beschouwing onder te brengen, zoals een bijzondere patiënt of een gegeven dat uit voortgezette controle naar voren is gekomen. Geef aan die neiging tot het opdienen van 'kliekjes' beslist niet toe. De beschouwing is echt alleen bestemd voor een interpretatie en niet voor 'nagekomen berichten'. Belangrijke bevindingen behoren in het deel 'resultaten' thuis; onbelangrijke bevindingen kan men weglaten. Wat verwijzing naar toekomstig onderzoek betreft: de slappe constatering dat 'verder onderzoek nodig is' kan beter achterwege blijven. Het eerste artikel dat besluit met 'Nu is verder onderzoek niet meer nodig' moeten wij nog tegenkomen. Ook de verzuchting 'Prospectief onderzoek is nodig' – van auteurs die vele patiëntendossiers hebben doorgeworsteld waar vaak niet in stond wat zij zochten – is weliswaar begrijpelijk, maar té voor de hand liggend.

Daarentegen kan het wel nuttig zijn te wijzen op een klinische trial die loopt of in voorbereiding is. Ook kan men een aanwijzing voor de toekomst geven die rechtstreeks volgt uit de resultaten van het huidige onderzoek. Bijvoorbeeld: het nut van een bepaalde behandeling zou men misschien eerder of juist later in het ziekteproces moeten onderzoeken.

Wie bezorgd is dat het verhaal als een nachtkaars uitgaat, kan nog een slotzin toevoegen over de betekenis van het onderzoek. Een uitgebreide paragraaf 'conclusie' is echter bijna altijd overbodig; die komt onvermijdelijk neer op een herhaling van gegevens.

Met de laatste zin van de beschouwing is het artikel in principe af. Maar niet echt. Ga daarna juist kijken of het nog duidelijker kan en vooral: korter. Want schrijven is schrappen.

Literatuur

1 Docherty M, Smith R. The case for structuring the discussion of scientific papers. BMJ. 1999;318:1224-5.
2 Homs MY, Steyerberg EW, Eijkenboom WM et al. Palliatieve behandeling voor slokdarmkanker met passageklachten: gunstiger uitkomsten van eenmalige inwendige brachytherapie dan van plaatsing van een zelfexpanderende stent; multicentrisch, gerandomiseerd onderzoek. Ned Tijdschr Geneeskd. 2005;149:2800-6.
3 Staaij BK van, Akker EH van den, Rovers MM, Hordijk GJ, Hoes AW, Schilder AGM. Matige klachten van recidiverende keelontstekingen of hypertrofie van de neus- en keelamandelen: adenotonsillectomie niet effectiever dan een expectatief beleid; een gerandomiseerde interventiestudie. Ned Tijdschr Geneeskd. 2005;149:2052-6.
4 Gans J de, Beek D van de. Dexamethason gunstig bij volwassenen met acute bacteriële meningitis; een gerandomiseerd placebogecontroleerd onderzoek. Ned Tijdschr Geneeskd. 2002;146:2235-40.
5 Besselink MGH, Buskens E, Witteman BJM, Cuesta MA, Boermeester MA, Harst E van der, et al. Probioticaprofylaxe bij voorspeld ernstige acute pancreatitis: een gerandomiseerde, dubbelblinde, placebogecontroleerde trial. Ned Tijdschr Geneeskd. 2008;152:685-96.
6 Kleijnen J, Vet HC de, Rinkel GJE, Keirse MJ. De Cochrane Collaboration; systematische overzichten van kennis uit gerandomiseerd onderzoek. Ned Tijdschr Geneeskd. 1995;139:1478-82.
7 Offringa M, Craen AJM de. De praktijk van systematische reviews. I. Inleiding. Ned Tijdschr Geneeskd. 1999;143;653-6.
8 Young C, Horton R. Putting clinical trials into context. Lancet 2005;366:107-8.
9 Halkes PHA. Acetylsalicylzuur-dipyridamol effectiever dan alleen acetylsalicylzuur bij de secundaire preventie na een 'transient ischaemic attack' of een her-

seninfarct van arteriële oorsprong; de 'European/Australasian Stroke Prevention in Reversible Ischaemia Trial' (ESPRIT). Ned Tijdschr Geneeskd. 2006;150: 1832-8.
10 Rothwell PM. Can overall results of clinical trials be applied to all patients? Lancet. 1995;345:1616-9.
11 Roumen FJME, Nijhuis JG. De aterme stuitligging: keus voor keizersnede. Ned Tijdschr Geneeskd. 2001;145:1533-6.
12 Saase JLCM van, Noteboom WMP, Vandenbroucke JP. Longevity of men capable of prolonged vigorous physical exercise: a 32 year follow up of 2259 participants in the Dutch eleven cities ice skating tour. BMJ. 1990;301:1409-11.

Verantwoordingsnoot en belangenverstrengeling

10

Samenvatting
- De verantwoordingsnoot berust op internationale afspraken tussen tijdschriftredacties.
- Bij een aantal tijdschriften is het gebruikelijk dat de auteurs hun afzonderlijke bijdragen omschrijven en bij een kleiner aantal worden die omschrijvingen ook afgedrukt. Daarnaast worden personen genoemd die medeverantwoordelijk voor het artikel waren of die een wezenlijke inhoudelijke bijdrage leverden.
- Alle auteurs dienen alle relevante belangenconflicten te melden, zodat de lezer bij het op waarde schatten van de informatie in het artikel rekening kan houden met eventuele beïnvloeding van de auteurs.
- De verantwoordingsnoot is ook de plaats waar de auteurs nadere informatie kwijt kunnen, zoals een trialregistratienummer.
- Ook financiële ondersteuning zonder belangenconflict hoort te worden gemeld.
- Indien een oorspronkelijk onderzoek eerder elders is gepubliceerd, wordt dat vermeld op de titelpagina van het artikel.

Aan het einde van een klinisch-wetenschappelijk artikel, tussen de beschouwing en de literatuurlijst, stond nog wel eens 'Met dank aan ...', als onderonsje van de auteur met iemand die hem of haar had geholpen. De laatste jaren heeft die zogenoemde danknoot plaatsgemaakt voor een verantwoordingsnoot, waarin de auteurs de lezers informeren over niet alleen personen die aan het artikel hebben bijgedragen, maar ook over zaken zoals belangenconflicten en financiële ondersteuning (tabel 10.1).

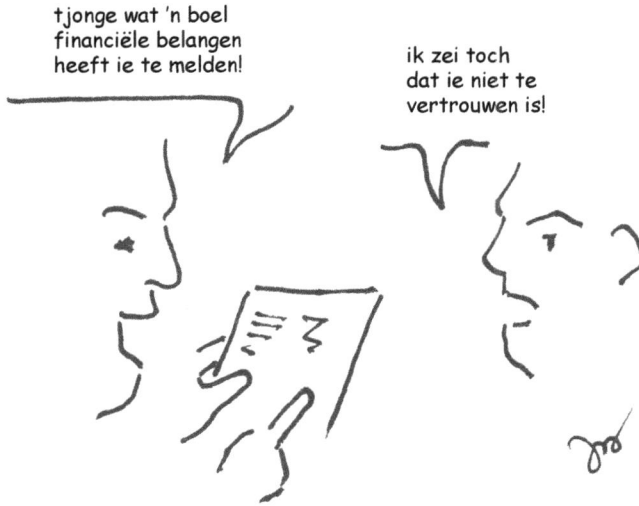

Deze noot is vooral gebaseerd op afspraken die tijdschriftredacties met elkaar hebben gemaakt. Hun belangrijkste organisaties en vindplaatsen van algemene regels over publiceren staan genoemd in tabel 10.2.

Tabel 10.1 Onderdelen van een verantwoordingsnoot in het *Nederlands Tijdschrift voor Geneeskunde.*

namen van personen die medeverantwoordelijk voor het artikel zijn, bijvoorbeeld commissieleden die het onderliggende rapport hebben opgesteld of de leden van een trial-stuurgroep

namen van personen die een wezenlijke inhoudelijke bijdrage hebben geleverd, bijvoorbeeld degenen die commentaar op een eerdere versie van het manuscript hebben gegeven

mededelingen, bijvoorbeeld over de vindplaats van de richtlijn die in het artikel is samengevat, of – in geval van een multicentertrial – de contactpersonen in de deelnemende ziekenhuizen

trialregistratienummer

gemelde belangenconflicten*

gemelde financiële ondersteuning*

aanvaardingsdatum*

naschrift

* Deze onderdelen worden dikwijls bij een artikel afgedrukt, als verantwoording van de redactie aan de lezers.

Tabel 10.2	Organisaties van redacteuren van medische of wetenschappelijke tijdschriften en vindplaatsen van hun algemene regels over publiceren.
International Committee of Medical Journal Editors (ICMJE; Vancouver-groep)	www.icmje.org
World Association of Medical Editors (WAME)	www.wame.org
Council of Science Editors (CSE)	www.councilscienceeditors.org
The European Association of Science Editors (EASE)	www.ease.org.uk
Committee on Publication Ethics (COPE)	www.publicationethics.org.uk

In dit hoofdstuk beschrijven wij de elementen die in de verantwoordingsnoot een plaats kunnen of moeten krijgen.

Toetsing aan ethische criteria

In een aantal tijdschriften melden de auteurs in de verantwoordingsnoot dat hun onderzoek is getoetst door een medisch-ethische commissie. Dit deel van de verantwoording heeft te maken met internationale criteria voor experimenten met mensen: volgens de verklaring van Helsinki mogen redacteuren onderzoeksrapportage niet voor publicatie aanvaarden als het onderzoek niet voldoet aan ethische principes.[1]

Nederlands medisch-wetenschappelijk onderzoek moet volgens de *Wet medisch-wetenschappelijk onderzoek met mensen (WMO)* vooraf worden getoetst door of onder supervisie van de Centrale Commissie Mensgebonden Onderzoek (CCMO). Voor toetsing achteraf hebben onderzoeksinstellingen het Landelijk Orgaan Wetenschappelijke Integriteit (LOWI) ingesteld.[2] De ethische verantwoording kan ook in de methodensectie van het artikel staan (zie hoofdstuk 7 *Methoden en statistiek*).

Bijdragen van (mede)verantwoordelijken

Om de verantwoordelijkheid van de auteurs en daarmee ook hun aansprakelijkheid te verduidelijken, is het in een aantal tijdschriften gebruikelijk dat de auteurs hun afzonderlijke bijdragen omschrijven. Bij een kleiner aantal tijdschriften worden die omschrijvingen daadwerkelijk in de verantwoordingsnoot afgedrukt. Daarbij gaat het er bijvoorbeeld om wie de statistische analyse heeft uitgevoerd en wie de eerste versie van het artikel heeft geschreven. Dit doet niets af aan het vereiste dat alle auteurs voldoen aan alle drie de criteria voor auteurschap, te weten: (a) een aanzienlijke bijdrage hebben geleverd aan ontwerp en opzet, aan het verkrijgen van gegevens, of aan de analyse en interpretatie van gegevens, (b) aanmerkelijk hebben bijgedragen aan het concept van het artikel of de kritische beoordeling van de wetenschappelijke inhoud ervan, en (c) de uiteindelijke te publiceren versie hebben gelezen en goedgekeurd (www.ntvg.nl/over-_ntvg/uniforme-voorschriften; zie hoofdstuk 4 *Wie is auteur en wat is de volgorde?*).

Ook kan men in de noot mensen noemen die medeverantwoordelijk zijn voor het artikel. Een voorbeeld zijn werkgroepleden die namens de gehele groep een richtlijn hebben opgesteld, waarvan het artikel een weerslag is.

Na de (mede)verantwoordelijke personen vermeldt men degenen die een wezenlijke bijdrage hebben geleverd aan de wetenschappelijke kwaliteit van het artikel of het onderliggende onderzoek, maar van wie die bijdrage niet voldoet aan de vereisten voor een auteurschap. Denk bijvoorbeeld aan laboratoriummedewerkers die de onderzoeksbepalingen hebben verricht of aan personen die commentaar op het manuscript hebben geleverd. Het kan ook gaan om radiologen, nucleair-geneeskundigen of pathologen die de figuren hebben beoordeeld die bij het artikel worden afgebeeld.[3] Net als bij de (mede)verantwoordelijken worden hun titulatuur en disciplines vermeld en eventueel ook hun werkplek.

Omdat lezers kunnen denken dat de genoemde personen het eens zijn met de inhoud van het artikel of zelfs verantwoordelijk zijn voor de inhoud, mag men in de verantwoordingsnoot alleen mensen noemen die de auteurs toestemming hebben gegeven voor deze vermelding. De auteurs zijn verantwoordelijk voor het verkrijgen van die toestemming. Overigens kan het verstandig zijn in een vroeg stadium met potentiële medeauteurs te overleggen over het auteurschap van iedereen en over eventuele vermeldingen in een verantwoordingsnoot.

De verantwoordingsnoot is er niet voor het vermelden van zaken die voor de inhoud van het artikel niet bepalend zijn geweest, zoals secretariële ondersteuning. Het is evenmin nodig routinematig uitgevoerd diagnostisch onderzoek in de noot op te nemen.[4]

Anonieme vermeldingen kan men in de verantwoordingsnoot beter vermijden omdat die weinig betekenis hebben voor de lezers en evenmin voor de (immers niet) genoemden ('wij danken alle verwijzende kinderartsen'). Een uitzondering vormt een anonieme, maar wel informatieve opmerking zoals:

> 'Het onderzoek naar deze bijwerking was niet mogelijk geweest zonder de meldingen ervan door de kinderartsen in de onderzoeksregio.'

Nadere informatie

De verantwoordingsnoot is ook de plaats waar de auteurs desgewenst nadere informatie kwijt kunnen, bijvoorbeeld een internetvindplaats van een complete richtlijn of de mededeling dat onderdelen van het artikel eerder als hoofdstuk in een boek zijn verschenen. Ook kan men in de verantwoordingsnoot melden dat een overzichtsartikel eerder elders is verschenen (bij oorspronkelijke artikelen behoort dit gegeven op de titelpagina thuis; zie het slot van dit hoofdstuk). Vermeld uiteraard de titel en de vindplaats van het eerder gepubliceerde artikel en geef aan dat toestemming voor overname is verkregen van het betreffende tijdschrift.

TRIALREGISTRATIENUMMER
Onderzoekers kunnen hun klinische trial in de meeste medische vaktijdschriften alleen publiceren indien zij deze vooraf hebben geregistreerd in een openbaar toegankelijk en vrij te doorzoeken register.[5] Dit is het gevolg van het beleid van het International Committee of Medical Journal Editors (www.icmje.org).
Een reden voor prospectieve registratie van trials is het zichtbaar maken van non-publicatie, doordat men kan controleren of geregistreerde studies daadwerkelijk zijn gepubliceerd; dit zou kunnen bijdragen aan het bevorderen van optimale medische zorg (www.trialregister.nl). Denk bijvoorbeeld aan de discussie die ontstond na het niet publiceren van onderzoeken naar suïcidaliteit bij jongeren als bijwerking van selectieve serotonineheropnameremmers.[6] Ook zou de registratie onnodige doublures van research en financiering kunnen voorkomen. Patiënten kunnen er informatie over lopend onderzoek vinden. De toegankelijkheid zou bovendien het vertrouwen in klinisch onderzoek kunnen vergroten.

Het register www.clinicaltrials.gov van de National Library of Medicine voldoet aan de eisen van het ICMJE. Voor Nederlandse onderzoekers voldoet ook registratie in het Nederlands Trialregister (www.trialregister.nl).

Belangenconflict en financiële ondersteuning

Een definitie van 'belangenconflict' is het persoonlijke, commerciële, politieke, academische of financiële belang van de auteur, dat bij bekendmaking achteraf de lezer een gevoel van misleiding zou geven (www.wame.org, doorklikken op 'Publication Ethics Policies for Medical Journals'). De schijn van een belangenconflict is bijna even belangrijk als een werkelijk belangenconflict. Beide kunnen afbreuk doen aan het vertrouwen van de lezer in de bevindingen van de auteur.
Opdat de lezer bij het op waarde schatten van de informatie in het artikel rekening kan houden met eventuele beïnvloeding van de auteurs, dienen alle auteurs alle relevante belangenconflicten te melden.[7] In geval van twijfel kan men het beste overleggen met de redactie. Het gaat hierbij niet alleen om financiële en persoonlijke relaties van de auteurs, maar ook om relaties van de instelling(en) waar zij werken. Auteurs zonder belangenconflicten verklaren in hun aanbiedingsbrief,[8] en in het artikel dat zij die niet hebben. De manier waarop auteurs eventuele belangenconflicten dienen te melden, is sinds 2009 geüniformeerd voor alle bij het International Committee of Medical Journal Editors (ICMJE) aangesloten tijdschriften.[9]
Indien de auteurs geen belangenconflict hebben gemeld, staat in het gedrukte artikel 'geen gemeld' ('none declared'). De achtergrond van deze formulering is dat het gaat om een verantwoording van de redactie aan de lezer. Als de auteur niet uit eigen beweging iets over de aan- of afwezigheid van belangenconflicten heeft gemeld, vraagt de redactie ernaar. De taak van de redactie gaat echter niet zover dat zij de melding van de auteurs controleert. Men maakt geen onderscheid tussen 'niets gemeld' en 'gemeld dat er geen belangenconflicten zijn', omdat dit verschil niet relevant is. Zoals gezegd: het gaat erom dat een auteur met belangenconflicten die meldt. Mocht een lezer menen dat auteurs belangenconflicten hebben verzwegen, dan kan hij of zij dat laten weten aan de redactie. Deze zal de auteur hiermee confronteren en zo nodig een correctie plaatsen (www.publicationethics.org.uk).

Ook financiële ondersteuning zonder belangenconflict hoort men te melden. De manier waarop dat gebeurt, varieert per tijdschrift. Raadpleeg daarvoor de auteursinstructies van het beoogde tijdschrift.

Aanvaardingsdatum

Voor de verslaglegging van onderzoeksresultaten is het van belang om te weten wanneer een bevinding precies werd gedaan. Daarover kunnen grote ruzies ontstaan. Denk aan het conflict tussen Montagnier en Gallo over de ontdekking van het virus dat aids veroorzaakt.[7] Het moment waarop de bevindingen als wetenschappelijk geldig worden aangemerkt, is dat van de aanvaardingsdatum. Het artikel is dan nog niet op internet gepubliceerd of in druk verschenen. Sommige tijdschriften vermelden de aanvaardingsdatum bij het artikel.

Naschrift

Soms wordt er na aanvaarding van een manuscript nog informatie bekend die men in het artikel zou hebben opgenomen als men er eerder over had kunnen beschikken. Bijvoorbeeld nieuwe informatie over de werking of de bijwerkingen van een bepaald geneesmiddel die de gerapporteerde onderzoeksresultaten in een ander daglicht stelt, of het feit dat er in de voorgaande maand plotseling meer gevallen van de besproken ziekte zijn opgedoken. Aan het einde van het artikel kan men die nieuwe gegevens melden in de vorm van een naschrift ('note added in proof') met eventueel een of meer referenties.

Dubbelpublicatie

Een bijzondere vorm van de verantwoordingsnoot is die waarin men meldt dat het artikel een dubbelpublicatie is van reeds eerder gepubliceerd onderzoek. Die noot staat doorgaans op de titelpagina van het artikel. Het komt bijvoorbeeld voor dat Nederlands onderzoek met potentieel internationale consequenties – dat men daarom in een Engelstalig internationaal tijdschrift heeft gepubliceerd – in Nederland onvoldoende aandacht krijgt. Dan kan men met een dubbelpublicatie het Nederlandse onderzoek ook aan de werkers in de Nederlandse gezondheidszorg op een toegankelijke manier ter beschikking stellen. Er hebben immers Nederlandse patiënten aan meegewerkt en het onderzoek is gefinancierd met Nederlandse gelden.

Deze oplossing is bedacht door het ICMJE: met instemming van beide redacties kunnen onderzoekers hun bevindingen publiceren in een tweede tijdschrift met een andere doelgroep. In een noot bij het tweede artikel wordt de lezers duidelijk gemaakt dat het om een herhaalde publicatie van de onderzoeksresultaten gaat. Internationale indexeringssystemen zoals PubMed nemen het tweede artikel dan niet opnieuw op. De inhoud moet natuurlijk hetzelfde zijn, maar in het tweede artikel hoeft men niet alle details opnieuw te vermelden. Deze dubbelpublicatienoot past men alleen toe bij artikelen over oorspronkelijk onderzoek, waarin nieuwe wetenschappelijke resultaten worden gerapporteerd.

Literatuur

1. Heilbron J. Wetenschappelijk onderzoek: dilemma's en verleidingen. 2e druk. Amsterdam: Koninklijke Nederlandse Akademie van Wetenschappen; 2005.
2. Aanscherping van de ethische criteria voor medisch-wetenschappelijke verslaglegging en de Verklaring van Helsinki [redactionele kanttekening]. Ned Tijdschr Geneeskd. 1999;143:33-6.
3. Overbeke AJPM, Gijn J van, Hart W, Walvoort HC. Publiceren in biomedische tijdschriften. Houten: Bohn Stafleu Van Loghum; 1999.
4. Auteurs blijven verantwoordelijk, ook voor radiologische afbeeldingen bij hun artikel [redactionele kanttekening]. Ned Tijdschr Geneeskd. 1999;143:500-1.
5. Registratie van klinische trials: een verklaring van het International Committee of Medical Journal Editors [redactionele kanttekening]. Ned Tijdschr Geneeskd. 2004;148:1870-1.
6. Treffers, PhDA, Rinne-Albers MAW. Geen plaats voor selectieve serotonineheropnameremmers (SSRI's) bij depressieve kinderen en adolescenten. Ned Tijdschr Geneeskd. 2005;149;1314-7.
7. Onderzoekssubsidie, auteurschap en verantwoordelijkheid; verklaringen van auteurs over hun onafhankelijkheid bij publicaties [redactionele kanttekening]. Ned Tijdschr Geneeskd. 2002;146:207-8.
8. Markel H. 'Who's on First?' – Medical discoveries and scientific priority. N Engl J Med. 2004;351:2792-4.
9. Drazen JM, Van Der Weyden MB, Sahni P, Rosenberg J, Marusic A, Laine C, et al. Uniforme melding van belangenconflicten in bij de ICMJE aangesloten tijdschriften. Ned Tijdschr Geneeskd. 2009;153:B502.

Literatuurlijst

11

Samenvatting
- De functie van de literatuurlijst is dat de lezer een uitspraak kan verifiëren en kan zien waar het artikel past in het bouwwerk van de bestaande kennis.
- In principe hoort van elke bewering die men niet zelf heeft bedacht, een referentie in de literatuurlijst te worden opgenomen. Die gerefereerde artikelen dient men zelf te hebben gelezen.
- De literatuurlijst bevat alleen gegevens van de duurzame en onveranderlijke bronnen die in het onderzoek of het artikel werden gebruikt. Het principe is dat de lezer in de bron hetzelfde kan aantreffen als de auteurs toen die hun beweringen wilden staven.
- Een artikel moet gepubliceerd of ten minste voor publicatie aanvaard zijn om er in de literatuurlijst naar te kunnen verwijzen.
- Naar een niet-gepubliceerde bron kan men verwijzen in de vorm van een 'schriftelijke mededeling' in de tekst.
- Sommige tijdschriften wensen dat verwijzingen naar internetbronnen niet in de literatuurlijst staan, maar in de tekst.
- De meeste medisch-wetenschappelijke tijdschriften hanteren de zogenaamde Vancouver-stijl van referenties weergeven.

Voor schrijvers kan het opstellen van de literatuurlijst vooral een hinderlijk werkje zijn. Dat is het geval als het hoort bij de klusjes die nog moeten worden geklaard als het artikel voor het gevoel eigenlijk al af is. Zij vinden dat ze met de literatuurlijst niet iets wezenlijks aan het doen zijn, terwijl het in de kern natuurlijk om het fundament onder het artikel gaat. 'Staan op de schouders van reuzen' is niet voor niets de leuze van Google Scholar (http://scholar.google.nl).
Als we alle kennis die in de loop van de eeuwen over de werkelijkheid is ontdekt, voorstellen als een piramide in aanbouw, dan bestaat ieder bouwsteentje uit een publicatie. Elk onderzoek bouwt voort op

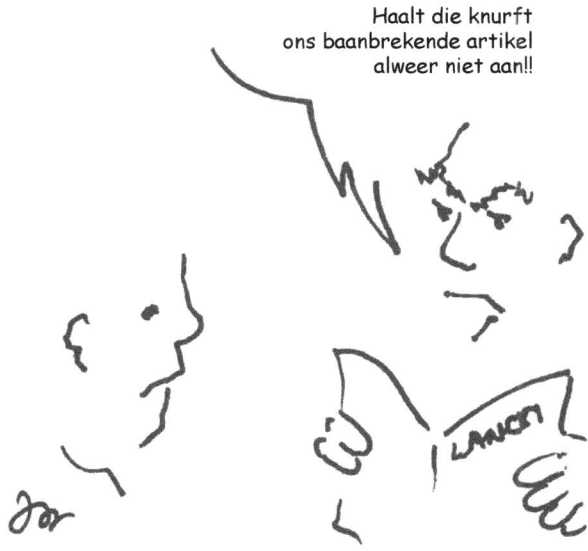

de onderliggende steentjes en is zelf weer de basis voor vervolgonderzoek. De lezer wil weten waar het huidige artikel in de piramide past. Dat is de bestaansreden van de literatuurlijst.

Welke literatuurreferenties komen in aanmerking?

Van schrijvers van een wetenschappelijk artikel mogen we verwachten dat zij niet alleen literatuur aanhalen die hun conclusies ondersteunen, maar ook bronnen die deze ter discussie stellen. Wie al eens heeft geschreven, kent het nare gevoel dat men een bron kwijt is van een bewering die men zou willen aanhalen, bijvoorbeeld bij het schrijven van de beschouwing. De enige oplossing is dan langdurig zoeken in stapels kopieën met relevante literatuur of met trefwoorden in elektronische databestanden. Immers, een wetenschappelijke uitspraak citeren zonder de bron te vermelden, roept altijd vragen op over het juistheidsgehalte ervan. De bron moet erbij zodat iedereen de uitspraak kan verifiëren.

Daarom luidt het advies: ontwikkel als onderzoeker de gewoonte om beweringen en bevindingen alleen te noteren mét referentie erbij. Dat is even wat meer werk, maar het loont de moeite – uiteindelijk.

WELKE LITERATUUR HOORT IN DE LITERATUURLIJST?
Van welke beweringen moet men een referentie in de literatuurlijst opnemen? In principe geldt dit voor alle beweringen die men niet zelf heeft bedacht. Zet daarom van alle artikelen die voor het onderzoek daadwerkelijk zijn gebruikt en van alle artikelen waartegen de resultaten in de beschouwing worden afgezet een referentie in de literatuurlijst. In deze tijd van gemakkelijke digitale beschikbaarheid van referenties maakt een lange lijst geen indruk – wel een lijst van werkelijk relevante referenties. Een algemene lijst met 'geraadpleegde bronnen' zonder expliciete verwijsnummers in de tekst, heeft geen functie in een wetenschappelijk artikel, evenmin als een lijst met 'aanbevolen literatuur'.

IS IEDERE BRON ACCEPTABEL?
Mag men verwijzen naar een tijdschrift als *Margriet* of naar de krant? Zeker, bij een verwijzing doet de betrouwbaarheid van de bron in wezen niet ter zake, alleen of een geïnteresseerde lezer deze kan terugvinden. De betrouwbaarheid is natuurlijk wel van belang voor de argumentatie en de geloofwaardigheid van het artikel, maar daarover gaat het hier niet. Dat is ter beoordeling van de betreffende tijdschriftredactie met haar referenten, en uiteindelijk aan de lezers. Een belangrijk bezwaar van het gebruik van een niet-wetenschappelijke bron is dat het meestal om een doodlopende bron gaat doordat er zelden of nooit verwijzingen in staan naar de herkomst van het gestelde. Daarom zullen tijdschriftredacties ook de wenkbrauwen fronsen wanneer zij zien dat auteurs een leerboek als bron van wetenschappelijke informatie opvoeren.
Een artikel moet ten minste voor publicatie aanvaard zijn ('ter perse') om er in de literatuurlijst naar te kunnen verwijzen. Het hoeft nog niet daadwerkelijk in druk of op internet te zijn verschenen. Maar als het zich nog bevindt in de fase van 'aangeboden' ('submitted'), vervalt de referentie en kan men hooguit in de tekst toevoegen '(A.B.C-def, schriftelijke mededeling, 2010)'. De lezer weet dan dat het om een onzekere bronvermelding gaat.

IS EEN ABSTRACT VOLDOENDE OM NAAR HET ARTIKEL TE VERWIJZEN?
Van veel artikelen is op internet alleen het abstract vrij te lezen. Daardoor is de verleiding groot om naar een artikel te verwijzen op grond van de informatie in het abstract. Dat is om ten minste twee redenen

af te raden. Ten eerste ontbreken in het abstract vaak de overwegingen die nodig zijn om de conclusies te kunnen begrijpen; daardoor zijn in het abstract de conclusies soms stelliger dan in het artikel. Ten tweede komen de resultaten in het abstract niet altijd overeen met die in het uiteindelijke artikel. Daarom kan men pas naar een artikel verwijzen als men het helemaal onder ogen heeft gehad.
Dat geldt ook voor mededelingen die men op een congres heeft gehoord. Het is natuurlijk begrijpelijk dat bijvoorbeeld oncologen na een congres met veelbelovende presentaties moeite hebben om op de publicaties te wachten. Dit uit enthousiasme over nieuwe behandelmogelijkheden en met het oog op patiënten die ze er wellicht het leven mee kunnen redden. Maar de behandelpraktijk dient wetenschappelijk verantwoord te zijn en daarom kan men de fase dat de bevindingen worden vastgelegd in een artikel in een gepeer-reviewed tijdschrift niet overslaan.
Voor baanbrekende bevindingen biedt een aantal tijdschriften wel de mogelijkheid om vanwege de urgentie alvast een voorpublicatie te doen op de website. Een voorpublicatie geldt als 'ter perse' en is daarmee wél te gebruiken als wetenschappelijke onderbouwing van conclusies en aanbevelingen voor de praktijk. Inmiddels geven veel tijdschriften de artikelen na acceptatie een unieke 'digital object identifier'(DOI)-code. Ook met deze code zou men naar artikelen in dit stadium kunnen refereren.

Hoe te verwijzen

DE PLAATS VAN DE VERWIJZING
In het algemeen staan de verwijsnummers aan het eind van de zin of bijzin waarin men de bronnen aanhaalt. Maar als dat tot verwarring kan leiden, zet men ze op een eerdere plaats in de zin. Fouten ontstaan namelijk vooral bij het gebruik van meerdere verwijzingen na een zin met een reeks stellingen.[1] De volgende zin is een voorbeeld waarbij de vermelding aan het eind volstaat:

> '*In oudere dierexperimentele studies*[ref] *naar de behandeling van gasgangreen zijn in verschillende combinaties de rol van zowel antibiotica, als operatief ingrijpen en hyperbare zuurstoftoediening bekeken.*[ref],

LAY-OUT VAN DE LITERATUURLIJST
Inmiddels hanteren de meeste medisch-wetenschappelijke tijdschriften de zogenaamde Vancouver-stijl om referenties weer te geven (www.ntvg.nl/over_ntvg/uniforme-voorschriften). Met een softwareprogramma zoals Reference Manager of EndNote of de webapplicatie RefWorks kan men de literatuurlijst in een handomdraai in de gewenste stijl brengen.

NIET-GEPUBLICEERDE BRONNEN
De lezer moet in een aangehaalde referentie dezelfde informatie vinden als de auteurs toen zij hun artikel schreven. Het moet duidelijk zijn waarop het huidige artikel voortbouwt en op welke kennis een bepaalde redenering teruggaat. Sommige bronnen voldoen daar niet aan. Een belangrijke mededeling kan bijvoorbeeld op een congres zijn gedaan en alleen zijn afgedrukt in een abstractboek dat ter plaatse aan de deelnemers is uitgereikt. Dan is de informatie voor een geïnteresseerde lezer niet terug te vinden. De enige acceptabele verwijzing is dan, net als bij nog niet aanvaarde artikelen, een vermelding tussen haakjes in de tekst: 'A.U. Teursnaam, schriftelijke mededeling, 2007'. De lezer weet dan dat het niet iets is wat de auteur zelf heeft bedacht, maar veel meer ook niet. En dat is terecht: er is duidelijk geen betrouwbare bron voorhanden. Wil men geloofwaardig zijn, dan kan men als auteur in een dergelijk geval beter op zoek gaan naar een serieuze publicatie om naar te verwijzen.
Als een boek echter is uitgegeven door een officiële uitgever of door een uitgevende instantie zoals het College voor zorgverzekeringen of een beroepsvereniging, kunnen lezers het opvragen en kan men het boek in de literatuurlijst noemen. Vermeld er de uitgevende instantie dan bij.

ONVINDBARE BRONNEN
Wie per se een bevinding wil aanhalen waarvan de oorspronkelijke publicatie niet te vinden was, kan dat door de formulering duidelijk maken, bijvoorbeeld:

'De eerst beschreven casussen van dextrocardie werden naar verluidt gerapporteerd door Fabricius in 1606 en Servius in 1643.'[x]

Met als referentie x:
Cleveland M. Situs inversus viscerum: an anatomic study. Arch
Surg. 1926;13:343.

Men mag dan hopen dat Cleveland de jaartallen '1606' en '1643' goed
heeft genoteerd, maar zeker is dat niet. Dit 'secundaire' citeren blijft
dus een hachelijke zaak, vooral als het gaat om referenties die de
voorkeur voor een bepaald geneesmiddel moeten ondersteunen. Het
zou kunnen gaan om een door de farmaceutische industrie gesponsord tijdschrift met een te rooskleurige voorstelling van zaken. Door
een dergelijke secundaire verwijzing kunnen foute beweringen een
waarheidskeurmerk krijgen en een eigen leven gaan leiden.
In geen geval mag men een primaire bron als referentie opvoeren die
men in de literatuurlijst van een ander artikel heeft gevonden, maar
die men niet zelf heeft gelezen. Men citeert dan namelijk eigenlijk op
gezag van niet-genoemde anderen. De term 'fraude' is daarvoor misschien wat sterk, maar het gaat wel om wetenschappelijk wangedrag.

DIGITAAL BESCHIKBARE BRONNEN
Vanwege de eis dat de lezer in de referentie hetzelfde moet aantreffen
als de auteur, horen in de literatuurlijst alleen duurzame en onveranderlijke bronnen thuis. Voor cd-roms (bijvoorbeeld die met
cochrane-reviews) geldt dat ze duurzaam zijn, maar voor veel internetbronnen niet.[2] Wellicht draait de bedoelde informatie wereldwijd
maar op één server en die kan morgen uit de lucht zijn of de informatie kan zijn veranderd. Dan heeft het geen zin om naar een dergelijke
bron te verwijzen. Door bij de internetreferentie een datum te noemen waarop de auteur deze heeft geraadpleegd, soms zelfs het uur,
wordt de bron niet betrouwbaarder – eerder minder betrouwbaar,
want men houdt er kennelijk al rekening mee dat die aan verandering
onderhevig is. Er zijn overigens diverse initiatieven voor solide internetarchivering van digitale bronnen.
Er zijn betrouwbare internetbronnen waarop de geboden informatie
voortdurend wordt bijgewerkt, bijvoorbeeld die van de Wereldgezondheidsorganisatie over de stand van zaken van het aantal gevallen
van de ziekte van Creutzfeldt-Jakob of van vogelgriep (www.who.int/
csr/don/en/). Verwijzingen naar dergelijke sites kan men in de tekst
opnemen of in de literatuurlijst, afhankelijk van de voorschriften van
het tijdschrift in kwestie; in het eerste geval gaat de redactie uit van
het bezwaar dat de informatie niet constant is.

PLAGIAAT, HYPERLOYALITEIT, PALIMPSEST EN CRYPTOMNESIE

Onjuiste toeschrijvingen van wetenschappelijke beweringen komen veel voor en zijn onder te verdelen in 4 categorieën: plagiaat, hyperloyaliteit, palimpsest en cryptomnesie.[3]

Plagiaat is het bewust aan zichzelf toeschrijven van een bewering van een ander, dus zonder de juiste bronvermelding te geven, door slordigheid, vergeetachtigheid of opzet.

Bij hyperloyaliteit schrijft men een uitspraak bewust toe aan een coryfee, die deze niet heeft gedaan (mogelijk om de uitspraak meer kracht bij te zetten); bij palimpsest gebeurt dit onbewust.

Cryptomnesie ten slotte is het onbewust toeschrijven van een uitspraak aan zichzelf: men denkt dat men zelf op een idee is gekomen, maar bij nader inzien heeft men dat idee toch van een ander.

In al deze gevallen gaat het overigens om wetenschappelijk juiste verwijzingen, dat wil zeggen dat de inhoudelijke informatie klopt.

Tot slot

Het is bekend, ook uit onderzoek bij het *Nederlands Tijdschrift voor Geneeskunde*, dat er geregeld fouten worden gemaakt in de literatuurlijst.[1] Maar ook blijkt dat veel referenties inhoudelijk onjuist worden aangehaald: 1 op de 3 artikelen wordt inhoudelijk niet juist geciteerd.[1] Tijdschriftredacties vertrouwen op hun externe beoordelaars om deze fouten op te merken, zij zijn immers deskundig op het specifieke vakgebied van het artikel. Daarnaast kunnen zij eenzijdige verwijzingen op het spoor komen; deze kunnen de betekenis van een bevinding te rooskleurig voorstellen.

Literatuur

1 Hobma SjO, Overbeke AJPM. Fouten in literatuurverwijzingen in het Nederlands Tijdschrift voor Geneeskunde. Ned Tijdschr Geneeskd. 1992;136: 637-41.

2 Walvoort HC, Giard RWM. Verwijzing naar digitale bronnen in wetenschappelijke tijdschriften. Ned Tijdschr Geneeskd. 2002;146:1636-8.

3 Vinken PJ. Onjuiste toeschrijvingen in de wetenschappelijke literatuur: plagiaat, cryptomnesie, palimpsestie en hyperloyaliteit. Ned Tijdschr Geneeskd. 1982;126:14-9.

12 Stijl

Samenvatting
- Het begrip 'stijl' houdt aanzienlijk méér in dan een juiste spelling en interpunctie.
- Het belangrijkste kenmerk van een goede schrijver is een eenvoudige en rake verteltrant, waardoor de lezer de informatie zonder moeite tot zich kan nemen.
- Zinnen kunnen daarom het beste kort zijn, één gedachte bevatten, en waar mogelijk in de actieve vorm geschreven zijn.
- Woorden moeten zowel tegenwoordige als toekomstige lezers aanspreken. Daarom vermijden goede auteurs logge deftigheid, afkortingen, jargon, onnodig Engels en gewilde humor.

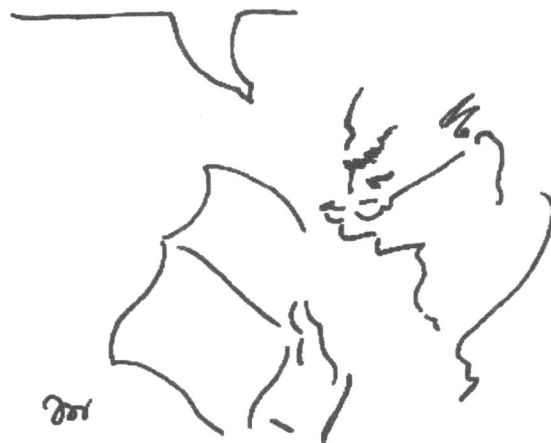

HAART, ANCA, HIV ... Dit tijdschrift gaat echt achteruit. In mijn assistententijd waren zulke afko's streng verboden

Wie jarenlang artikelen beoordeelt en redigeert, leert verzorgd taalgebruik te waarderen en te bevorderen. Hierbij kan men doorschieten, zodat het moeilijk wordt te ontkomen aan persoonlijke voorkeuren en allergieën. Zo moet de ene redacteur soms even de frisse lucht in bij het voor de zoveelste keer opduiken van het stopwoordje 'sprake van', en krijgt de ander het warm van nodeloos gebruik van 'en/of' waar 'of' voldoende is. In een dergelijke atmosfeer bestaat de verleiding om potentiële schrijvers te gaan onderhouden over detailkwesties zoals het woord 'mild' in de zin van 'licht' of 'gering': is dit Engels inmiddels Nederlands geworden, net zoals 'tekstboek' in de betekenis van 'leerboek', of nog niet? Een ander stokpaardje is het belang van een goed geplaatste komma ('De man die niet te vertrouwen is' gaat over een enkel individu, maar met een komma voor 'die' slaat deze mededeling op de halve mensheid).

Toch willen we in dit hoofdstuk niet die kant opgaan. Smaken verschillen, ook wat taalgebruik betreft; bovendien hebben grotere tijdschriften hun eigen taalredacteuren. Zij zorgen voor correct taalgebruik en ook voor leesbaarheid, al blijven redacties hun auteurs dankbaar voor verzorgd schrijven en spellen. Bij *The Lancet* en *The New England Journal of Medicine* wordt vrijwel elke zin herschreven. Over stijlkwesties is een schat aan informatie te vinden in naslagwerken, zoals voor het Nederlands de *Schrijfwijzer*.[1]

In dit hoofdstuk gaat het vooral over de grote lijnen van taalgebruik.

Rechttoe, rechtaan

Wie niet gewend is te schrijven, kan in een soort verkramping raken zodra de woorden niet gesproken, maar geschreven moeten worden. Dat doet denken aan een knellend zondags pak. De kunst is nu juist om bij het schrijven zo veel mogelijk dezelfde vormen te gebruiken als bij het spreken. Natuurlijk blijven er verschillen. Zo voldoet een gesproken zin vaak niet aan de grammaticale eisen ('En dat boekje graag ook nog even erbij'), maar de belangrijkste kenmerken zijn hetzelfde: korte, heldere zinnen en alledaagse woorden. Een artikel moet een duidelijk verhaal vertellen, dat de lezer met zo weinig mogelijk inspanning kan begrijpen. Faliekant verkeerd is het idee dat we de lezer moeten imponeren met onze zorgvuldigheid, ijver en belezenheid. Anders gezegd: een auteur legt geen examen af, maar geeft les.

Zinnen

Gelukkig schrijft niet iedereen op dezelfde manier, ook niet in een wetenschappelijk artikel. Toch kunnen een paar eenvoudige regels auteurs helpen om hun lezers (en redacties!) te behagen.

ZINSLENGTE

Korte zinnen zijn beter dan lange, om twee redenen. Ten eerste gunt elke punt de lezer een moment van rust. Ten tweede kan de bedoeling van het geschrevene onduidelijker worden naarmate de zin langer wordt. Dat wordt nog erger door een opeenstapeling van bijzinnen, vooral als daarin wisselende gezichtspunten worden vertolkt. Een zin met constructies zoals 'hoewel ..., kan ..., omdat ...' geeft de lezer het gevoel een paar conceptuele haarspeldbochten te moeten nemen. 'Eén zin, één gedachte' is een goed beginsel. Een ander probleem met lange zinnen kan zijn dat het verlossende werkwoord, waar de betekenis van al het voorafgaande van afhangt, pas aan het einde van een lange, door veel komma's onderbroken, zich langzaam naar een einde voortslepende zin staat (de zogenaamde tangconstructie). Lange zinnen zijn niet per definitie fout, maar het is een hele toer om de lezer daarbij goed aan de hand te houden, zoals de journalist deed die schreef:

> *'De Spaanse koning Juan Carlos I heeft tijdens zijn vakantie in Rusland, eind augustus, geheel volgens de traditie van voormalige Sovjetleiders, een tamme en dronken gevoerde beer doodgeschoten die lokale overheidsfunctionarissen voor hem hadden uitgezet, aldus de Russische krant Kommersant van vorige week donderdag.'* (44 woorden)[2]

Overigens is een tekst met alleen maar korte zinnen ook niet prettig om te lezen; enige afwisseling verdient de voorkeur. Maak daarbij vooral duidelijk wat de functie van de zinnen in het betoog is: 'Zoals we hierna zullen illustreren', 'We concluderen', 'In tegenstelling hiermee', 'Bovendien moeten we bedenken ...', enzovoort.

ACTIEVE VORM VAAK BETER DAN LIJDENDE

Over passieve zinsconstructies wordt veel gediscussieerd in kringen van redacteuren. Verdedigers van de passieve constructie zeggen dat de essentie van wetenschap is dat gevonden resultaten niet afhankelijk zijn van degene die het onderzoek deed. Ieder ander zou met dezelfde methoden tot dezelfde resultaten moeten komen. Een passieve constructie houdt de actoren mooi buiten beeld:

> 'Bij 300 van de in totaal 334 patiënten uit de 5 ziekenhuizen werden tekenen van een recente darmbloeding gevonden.'

Echter, het aaneenrijgen van passieve zinsconstructies kan leiden tot een slaapverwekkend en onduidelijk geheel, vooral wanneer in één zin meerdere passieven opduiken:

> 'Alle patiënten bij wie in deze periode operatie X werd verricht, werden ...' en 'De röntgenonderzoeken werden opnieuw beoordeeld ...'

Wees niet bang om af en toe 'wij' of zelfs 'ik' te schrijven:

> 'Bij de eerste 3 patiënten die wij behandelden, waren de klachten binnen 2 weken na de operatie ontstaan.'

In sommige kringen beschouwt men dat als een doodzonde – ten onrechte, want de lezer weet vaak toch wel wie de handelende persoon is. Het actieve gebruik van 'wij' of 'ik' komt de leesbaarheid en de duidelijkheid van een tekst juist ten goede. De lezer ziet dan gemakkelijker wie wat deed en waar en wanneer dat gebeurde.

TEGENWOORDIGE OF VERLEDEN TIJD
De tegenwoordige tijd kunnen we gebruiken voor algemeen geldige uitspraken en voor in de literatuur vastgelegde bevindingen:

> 'De zwangerschap duurt bij de mens gemiddeld 40 weken.'

> 'De 5-jaarstransplantaatoverleving is 80% voor nieren van levende donoren en 73% voor nieren van overleden donoren.'

Bij die laatste hoort dan een bronvermelding. Bevindingen die niet of nog niet als feit worden beschouwd, zoals de eigen onderszoeksresultaten, beschrijven we in de onvoltooid verleden tijd:

> 'Van de 84 geopereerde patiënten herstelden er 66 zonder complicaties.'

Gebruik daarom in 'methoden' en 'resultaten' de onvoltooid verleden tijd. In de beschouwing kan men heen en weer springen van de tegenwoordige tijd voor aanhalingen uit de literatuur naar de onvoltooid verleden tijd voor de eigen onderzoeksresultaten. Zo is voor de lezer steeds duidelijk waarover het gaat.

DUBBELE ONTKENNINGEN

> *'Alhoewel in de literatuur slechts enkele goed beschreven casussen zijn die suggestief zijn voor het samen bestaan van sarcoïdose en het syndroom van Sjögren, verdient het laten vervallen van sarcoïdose als exclusiecriterium voor het stellen van de diagnose 'syndroom van Sjögren' heroverweging.'*

Een zin als deze bezorgt lezers hoofdpijn, vooral vanwege de vele ontkenningen en omkeringen. De auteurs bedoelen – misschien – dat volgens sommigen het bestaan van sarcoïdose de diagnose 'syndroom van Sjögren' bij voorbaat uitsluit, maar dat zij het daarmee niet eens zijn. In plaats van twee negatieve omschrijvingen kan men beter één positieve kiezen.

BUNGELENDE DEELWOORDEN

Deelwoorden (tegenwoordig of voltooid) behoren altijd terug te slaan op het onderwerp van de zin, zoals in het zinnetje:

> *'Ontgoocheld keerde hij naar zijn vaderland terug.'*

Dat beginsel werd niet in acht genomen in een overlijdensadvertentie met de tekst:

> *'Al reizend heeft de dood onze Joop overvallen.'*

Zo geeft ook de volgende zin een verkeerde indruk over de gezondheid van eerstehulpartsen:

> *'Na te zijn gecollabeerd in een warenhuis, zagen wij op onze spoedeisende hulp een 69-jarige man ...'*

Eenzelfde uitglijder is er in de zin:

> '*Na een week klachtenvrij te zijn geweest, gaf de vliegtuigmaatschappij patiënt toestemming om de thuisreis naar Z vanuit Nederland te hervatten.*'

Het probleem bestaat ook in het Engels (zie hoofdstuk 14 *Schrijven in het Engels*). De lezer voelt wel aan wat de auteur bedoelt, maar dat is geen excuus voor een onjuiste constructie.

STORENDE HAAKJES

> '*Wat te doen bij een (dreigende) pandemie door een (volledig) nieuw influenzavirus waartegen (vrijwel) niemand (kruis)immuniteit heeft.*'

Deze zin dwingt de lezer door het overvloedig gebruik van haakjes om telkens vanuit een ander perspectief naar de informatie te kijken, hetgeen een vlot begrip bemoeilijkt.

Woorden

De verschillen tussen schrijftaal en spreektaal komen ook tot uiting in de woordkeus. Het is de kunst om het midden te houden tussen deftigheid en flodderigheid. Om terug te vallen op de vergelijking met kleding: het knellende pak is het ene uiterste, maar het besmeurde T-shirt het andere. Soms lukt het niet dat éne, rake woord te vinden en blijft de gedachte steken bij een vaag verwante term. In dat geval kan een synoniemenboek of thesaurus onschatbare diensten bewijzen.

DUBBELZINNIGHEID

Voor de een betekent 'discreet' 'subtiel', maar voor de ander 'scherp omschreven'. Er is ook grote verwarring omtrent de termen 'varus' en 'valgus'.[3] En voor sommigen betekent 'significant effect' 'statistisch significant effect', terwijl het anderen doet denken aan een 'duidelijk effect'. Dergelijke dubbelzinnigheden kan men onder meer opsporen door een proeflezer in te schakelen (zie verder).

Tabel 12.1	Voorbeelden van pompeus taalgebruik (ten dele een kwestie van smaak; strikt taalkundig zijn er geen aanmerkingen te maken).
pediatrische patiënten	(kinderen, zieke kinderen)
parameter	(graadmeter, maatstaf, variabele, index)
in de Groningse situatie	(in Groningen)
abdominale pijn	(buikpijn)
onderste extremiteiten	(benen)
maternaal roken	(roken in de zwangerschap)
neurologische morbiditeit	(hersenbeschadiging)
inflammatie	(ontsteking)
ondanks het feit dat	(hoewel)
gedemonstreerd middels een illustratie	(geïllustreerd)

POMPEUZE UITDRUKKINGEN
De schroom van beginnende auteurs leidt nogal eens tot het opschrijven van plechtstatige en logge woorden die zij nooit in spreektaal zouden gebruiken, ook niet in het medische bedrijf. In tabel 12.1 staan een paar voorbeelden van Nederlandse termen die door gewichtigheid of ingewikkeldheid het lezen alleen maar bemoeilijken. In het Engels is het niet anders (zie hoofdstuk 14 Schrijven in het Engels).

AFKO'S
Het omgekeerde probleem doet zich voor als aanwensels uit de spreektaal van een beperkte groep in een geschreven artikel opduiken. Een lezer die niet tot die groep behoort, moet de tekst ook kunnen begrijpen – ook als die lezer het artikel pas jaren later ziet. Een veelvoorkomend misverstand is de vanzelfsprekendheid van afkortingen. Op een bepaalde afdeling voor medische oncologie weet iedereen dat met 'VIT' een 'volledig implanteerbaar toedieningssysteem' wordt bedoeld, maar ergens anders noemt men dat een 'Port-a-Cath', terwijl talloze lezers geen van beide uitdrukkingen kennen. 'OAC' betekent in bepaalde medische kringen 'orale anticonceptie', maar in andere 'orale anticoagulantia'. Op de allerbekendste uitzonderingen na moet men afkortingen bij een eerste gebruik volledig uitschrijven.

DUNGELS

Een kenmerk van Nederlandse spreektaal is het strooien met Engelse uitdrukkingen. Ook in ziekenhuizen is dat een dagelijkse gewoonte, maar op schrift staat het slordig. Een woord als 'bypass' is inmiddels gemeengoed, maar 'range' kan men moeiteloos vervangen door 'uitersten' en 'population-based' door 'in de algemene bevolking'. Ook het letterlijk citeren van Engelse teksten is nooit nodig – tenzij het om Shakespeare gaat. Als een Nederlandse auteur een Engels fragment opvoert om iets duidelijk te maken, dan leest hij of zij in dat Engelse fragment meer dan erin ligt; het Nederlands is echt toereikend voor iedere medische discussie.

BESMET TAALGEBRUIK

In vroegere medische literatuur was 'teringlijder' een gebruikelijke aanduiding voor een tuberculosepatiënt, maar tegenwoordig lijkt het vooral een scheldwoord. Dat betekent dat dit woord bij veel lezers de verkeerde associatie kan oproepen. Het is niet nuttig om bij de lezer associaties op te roepen die niets met de inhoud van het artikel te maken hebben. Dat is weliswaar niet helemaal te voorkomen doordat iedereen een eigen biografisch gekleurd pakket aan associaties meedraagt, maar het is wel het streven. In principe zijn er in medisch-wetenschappelijke teksten geen 'besmette uitdrukkingen', dat wil zeggen geen aanduidingen die maatschappelijk niet geoorloofd zouden zijn. Alle aanduidingen worden immers alleen gebruikt om de werkelijkheid weer te geven, niet om zaken in een goed of een slecht daglicht te plaatsen.

Niet te saai en niet te 'leuk'

Een beproefde manier om de lezer al snel te laten doorbladeren naar het volgende artikel is het gebruik van versleten uitdrukkingen zoals:

'Denk altijd aan ...',

'Valkuilen in de diagnostiek van ...',

'Men mag nooit vergeten ...' of

'Alleen een grondige anamnese en een volledig lichamelijk onderzoek ...'

Dergelijke clichés hebben niet alleen alle zeggingskracht verloren, ze leiden juist tot verslapping van de aandacht.
Omgekeerd kan de lezer rechtop gaan zitten door een zelfbedachte, prikkelende formulering. Maar wees voorzichtig met humor. Om te beginnen kan dat gemakkelijk de indruk wekken dat men de patiënt niet serieus neemt. Vooral in een titel kan het op die manier misgaan (zie hoofdstuk 5 Titel, samenvatting en abstract). Doseer ook in de tekst humor uiterst zorgvuldig: alles wat verder gaat dan een vleugje ironie kan gemakkelijk het doel voorbijschieten.

Een 'proeflezer' is onmisbaar

Als alle auteurs het uiteindelijk over de tekst van een artikel eens zijn, betekent dit nog niet dat het klaar is voor verzending. Er kunnen dan nog steeds gedachtesprongen, zinsconstructies en uitdrukkingen in staan die alleen voor ingewijden te volgen zijn. Daarom is het niet alleen aan te bevelen, maar bijna verplicht om het stuk eerst te laten lezen aan een 'buitenstaander': een medicus die niet vertrouwd is met het onderwerp. In de omgeving van de auteurs is altijd wel een kritische arts-assistent of coassistent te vinden die niet te veel geremd wordt door beleefdheid of afhankelijkheid.
Natuurlijk leert men al doende. Zo zullen onderzoekers die aan hun dertigste artikel bezig zijn onze aanbevelingen misschien overbodig vinden. Toch zou een auteur geen enkel stuk mogen verzenden zonder dat er in eigen kring iemand met een frisse blik naar heeft gekeken. Ook met dit hoofdstuk is dat gebeurd.

Literatuur

1 Renkema J. Schrijfwijzer. 's-Gravenhage: Sdu, 2005.
2 ANP-bericht. Volkskrant, 20 oktober 2006.
3 Houston CS, Swischuk LE. Varus and valgus – no wonder they are confused. New Engl J Med. 1980;302:471-2.

Aanbiedingsbrief

Samenvatting
- Bij het ontvangen van een oorspronkelijk artikel is de aanbiedingsbrief het eerste wat de redactie leest. Een goede aanbiedingsbrief is kort, maar volledig.
- De aanbiedingsbrief bevat één of twee zinnen over elk van de volgende onderwerpen: de kernboodschap van het gebodene, het belang voor de lezer, de motivatie van de keuze van het tijdschrift en een verklaring van originaliteit, belangenverstrengeling, financiële ondersteuning en naam en adres van de corresponderend auteur.

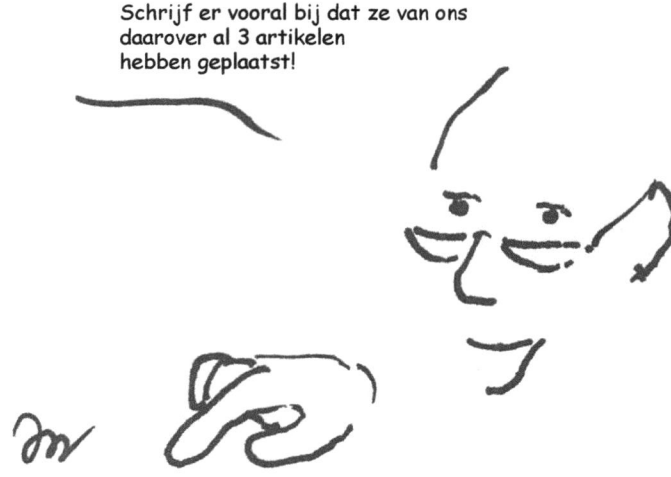

Schrijf er vooral bij dat ze van ons daarover al 3 artikelen hebben geplaatst!

Niemand die een artikel wil aanbieden aan een tijdschrift ontkomt aan een schriftelijke kennismaking met de hoofdredacteur. Als deze de papieren dan wel elektronische envelop heeft geopend, valt de eerste blik op de aanbiedingsbrief. Een eerste indruk kan men maar éénmaal maken en helaas blijkt nogal eens dat het schrijven van een dergelijke brief een haastklus is geweest. Hierdoor kan de indruk ontstaan dat het artikel zelf met even weinig nauwkeurigheid tot stand is gekomen. Uiteraard legt de auteur met zijn of haar collega's zich vooral toe op de inhoud van het artikel, met de bedoeling de gevonden resultaten zo helder mogelijk neer te zetten en er een passende beschouwing aan te wijden. De statistiek moet kloppen, de figuren en tabellen mogen geen fouten bevatten, de tekst heeft men vele malen gecontroleerd op type- en spelfouten en men heeft een bondige samenvatting geschreven. Op het laatste moment moet men dan nog vlug een aanbiedingsbrief maken die alle auteurs moeten ondertekenen.

Het is jammer dat die haast vaak zo zichtbaar is. Want de hoofdredactie die nu eenmaal het stuk als eerste onder ogen krijgt, kijkt eerst naar de aanbiedingsbrief, de titel van het artikel, het instituut van waaruit het artikel wordt opgestuurd, de auteurs en de samenvatting. Als aan dit alles een slordige aanbiedingsbrief voorafgaat, motiveert men de hoofdredactie niet echt om het stuk verder heel serieus te nemen. We geven een paar voorbeelden:

De hoofdredacteur van The Lancet ontving een aanbiedingsbrief bij een artikel dat kennelijk eerder elders was afgewezen. De aanhef luidde:

> '*Enclosed please find our manuscript which we would like to submit to your consideration for publication in the New England Journal of Medicine.*'

De hoofdredacteur van The Lancet was uiteraard 'not amused'.
Het Nederlands Tijdschrift voor Geneeskunde kreeg een aanbiedingsbrief bij een artikel dat de moderne behandeling van mammacarcinoom beschreef. In de aanbiedingsbrief stond de uiterst zorgwekkende zin:

> '*Jaarlijks wordt één op de negen vrouwen getroffen door borstkanker.*'

Deze onheilstijding, waarbij de fout zit in de term 'jaarlijks', toonde dat de aanbiedingsbrief met een slordige pen was geschreven. En ook het volgende slotzinnetje wekt niet bepaald vertrouwen in de zorgvuldigheid van de formuleringen:

'Alle auteurs hebben aan het artikel een triviale bijdrage geleverd.'

Om kort te gaan, aan de aanbiedingsbrief moeten auteurs verhoudingsgewijs op zijn minst zoveel zorg besteden als aan de inhoud van het artikel zelf. Een voorbeeld van een goede aanbiedingsbrief geven we in het volgende kader.

De boodschap

Geef in uw aanbiedingsbrief kort de aard en de boodschap van het artikel aan. Gaat het om een oorspronkelijk stuk, een overzichtsartikel of een commentaar? Waarom is de inhoud belangrijk voor het lezerspubliek van het gekozen tijdschrift? Wat voegt het toe aan bestaande inzichten en wetenschappelijke feiten? Deze mededelingen kan men in een aantal korte zinnen samenvatten. Soms achten de auteurs hun werk van zo'n eminent belang dat de aanbiedingsbrief onnodig lang en slaapverwekkend wordt.
Ook is het belangrijk om aan te geven of het gebodene een vervolg of een antwoord is op eerder onderzoek, gepubliceerd in hetzelfde tijdschrift. Dit kan voor een hoofdredactie een belangrijk argument zijn om extra aandacht aan het manuscript te wijden.
Ten slotte moet men vermelden of het artikel een vertaling is van een eerder gepubliceerd manuscript in een andere taal, de zogenaamde 'dubbelpublicatie' (zie hoofdstuk 10 *Verantwoordingsnoot en belangenverstrengeling*).

Keuze van het tijdschrift

De hoofdredactie wil altijd graag van auteurs weten waarom zij nu juist in haar tijdschrift hun wetenschappelijk werk willen publiceren (zie hoofdstuk 3 *Keuze van een tijdschrift en instructies voor auteurs*). Soms kan een belangrijke bevinding vooral interessant zijn voor de Nederlandse medicus en niet zozeer voor de internationale medische gemeenschap. In dat geval hebben de auteurs nog steeds een brede keuze uit Nederlandstalige tijdschriften. Voor vele specialismen zijn

Model van een aanbiedingsbrief
Geachte hoofdredactie,

Bijgesloten treft u aan het manuscript *Gunstige resultaten van een beleid van ritmecontrole en strikte antistolling bij een grote groep patiënten ouder dan 85 jaar met atriumfibrilleren*, dat mijn collegae en ik willen aanbieden voor publicatie als oorspronkelijk artikel in uw tijdschrift.

De resultaten van ons onderzoek laten voor het eerst duidelijk zien dat hoogbejaarde patiënten met atriumfibrilleren een behandeling met hartritmevertragende medicamenten en strak ingestelde antistollingsbehandeling goed verdragen. In tegenstelling tot wat vele medici practici vrezen, leidt deze strategie niet tot syncope of ernstige bloedingen. Wij menen dat deze boodschap juist door uw wetenschappelijke tijdschrift het beste kan worden uitgedragen bij uw grote groep lezers werkzaam in de algemene Nederlandse praktijk, die met deze groep patiënten dagelijks te maken heeft.

Het manuscript is niet elders ter publicatie aangeboden. Alle auteurs hebben het manuscript gelezen en hun goedkeuring gegeven.

Het onderzoek werd financieel ondersteund door de Nederlandse Hartstichting. De laatste auteur is adviseur bij een fabrikant van pacemakers.

De eerste auteur fungeert als corresponderend auteur.

Met belangstelling zien wij uw reactie tegemoet.

Hoogachtend,

Auteur 1, Auteur 2, Auteur 3,
Auteur 4, Auteur 5

er afzonderlijke tijdschriften in het Nederlands. Voor een algemeen medisch tijdschrift, in welke taal dan ook, geldt in elk geval dat een artikel voor meerdere groepen medici van belang moet zijn, dus niet alléén voor bijvoorbeeld huisartsen of dermatologen.

De verantwoordelijkheden

De auteurs nemen met het aanbieden van een oorspronkelijk stuk de volledige verantwoordelijkheid op zich voor originaliteit, inhoud en juistheid van de gegevens.[1] Zij dienen dan ook allen afzonderlijk de aanbiedingsbrief te tekenen en aan te geven dat niets van het werk (behalve bij dubbelpublicatie) elders is aangeboden ter publicatie. Mocht dit wel het geval zijn, dan kan men met eerlijkheid in dezen veel onheil voorkómen. Soms is een oorspronkelijk stuk onderdeel van een groter onderzoek dat is of wordt aangeboden aan een ander tijdschrift. Het onjuist vermelden van dergelijke essentiële gegevens kan later tot akelige consequenties leiden, zoals het terugtrekken van het artikel na publicatie. Soms doen de auteurs dit zelf om de eer aan zichzelf te houden, een enkele maal moet de hoofdredactie tot deze draconische maatregel overgaan.[1]

Belangenverstrengeling en financiële ondersteuning

Auteurs kunnen het beste vroeg in het aanbiedingsproces van een wetenschappelijk artikel open en eerlijk vermelden of zij bindingen met andere instituten of bedrijven dan hun eigen werkgever hebben. Het gaat daarbij om bindingen die van belang zijn bij het specifieke manuscript. De aanbiedingsbrief is hiervoor in eerste aanleg de geëigende plek, zodat de redactie en adviseurs niet tot de laatste voetnoot in het ongewisse blijven over een eventuele belangenverstrengeling (zie hoofdstuk 10 *Verantwoordingsnoot en belangenverstrengeling*). Een auteur hoeft natuurlijk niet alle bezoldigde of onbezoldigde functies aan te geven in de aanbiedingsbrief, maar juist wel díé nevenactiviteiten die ook maar in de geringste mate kunnen samenhangen met de inhoud van het aangeboden artikel.
Belangenverstrengeling hoeft op zich geen beletsel te zijn voor de verdere redactionele beoordeling van het artikel. Het enige werkelijk belangrijke is dat de lezer uiteindelijk de resultaten en conclusies van het manuscript kan afwegen tegen een eventuele nevenactiviteit van

een of meer auteurs. Een dergelijk belangenconflict hoeft geen afbreuk te doen aan de waarde van het artikel of de reputatie van de auteurs.

Niets is daarentegen vervelender dan wanneer derden de hoofdredactie na publicatie wijzen op een niet eerder vermelde belangenverstrengeling bij een manuscript. Dit brengt niet alleen de hoofdredactie, maar ook het tijdschrift zelf en uiteraard de betreffende auteurs in verlegenheid.[2]

Vele bekende en vaak geciteerde auteurs worden door derde partijen benaderd vanwege hun grote kennis of reputatie op een specifiek medisch terrein. En vele collega's/concurrenten weten dit van elkaar. Openheid is derhalve absoluut aangewezen en staat zoals gezegd publicatie van het aangeboden artikel in principe niet in de weg. Belangenverstrengeling heeft niet alleen met commerciële instellingen te maken, zoals fabrikanten van geneesmiddelen of implantaten. Veelal wordt onderzoek ondersteund vanuit andere geldstromen van buiten de werkomgeving (donaties, overheid of collectebusfonds). Voor een helder oordeel over het manuscript moeten redactie, beoordelaars en natuurlijk de lezer op de hoogte zijn van de ondersteuning. Ook dit punt moet men daarom bij voorkeur reeds in de aanbiedingsbrief vermelden.[3]

De contactpersoon

Voor het verdere beoordelingsproces moeten de hoofdredactie en de medewerkers van de redactie weten wie de 'corresponderende auteur' is. Dit hoeft niet per se de eerste auteur te zijn, maar kan ook de begeleider of promotor van de eerste auteur betreffen. Vaak verhuizen jongere wetenschappers van de ene arbeidsplaats naar de andere en de correspondentie komt dan lang niet altijd op de juiste plaats terecht. De begeleiders van deze auteurs hebben vaak een wat vastere werkplek met hetzelfde werk- en e-mailadres. Het is in de praktijk niet zo overbodig als het lijkt om te benadrukken dat een corresponderend auteur ook bereikbaar moet zijn en niet op het punt moet staan aan een lange vakantie of een sabbatsperiode te beginnen.

Tot slot

De gegevens die in de aanbiedingsbrief moeten staan, hebben we samengevat in tabel 13.1.

Tabel 13.1 De essentiële zaken in de aanbiedingsbrief.
korte samenvatting van de resultaten en het belang voor de lezer
motivatie van de keuze voor het tijdschrift
eerdere publicatie(s)
verantwoordelijkheid van de auteurs
belangenverstrengeling en financiële ondersteuning
aanwijzing van de corresponderend auteur
handtekening van elke afzonderlijke auteur

De aanbiedingsbrief mag niet langer zijn dan één bladzijde en moet ingetogen en niet te enthousiast zijn, maar liever ook niet te onderdanig. Analyseer en herschrijf de aanbiedingsbrief net zo vaak als het artikel zelf. Alle auteurs dienen de brief grondig te lezen en dan pas te ondertekenen.

Literatuur

1 International Committee of Medical Editors. Uniform requirements for manuscripts submitted to biomedical journals. N Engl J Med. 1997;336:309-16.
2 Leeuw PW de. Belangen. Ned Tijdschr Geneeskd. 2009;153:B503.
3 Het aanbieden. In: Publiceren in biomedische tijdschriften. Overbeke AJPM, Gijn J van, Hart W, Walvoort HC. Houten: Bohn Stafleu van Loghum; 1999. pp. 47-9.

14 Schrijven in het Engels

Samenvatting
- Het verdient de voorkeur meteen in het Engels te beginnen, in plaats van de tekst volledig in het Nederlands te schrijven en vervolgens te vertalen.
- Behalve een woordenboek is ook een boek over idioom onmisbaar, evenals een thesaurus voor het vinden van synoniemen.
- Houd de zinnen kort en vermijd plechtige woorden.
- Bekende uitglijders zijn de keus tussen *'which'* en *'that'* (samenhangend met het gebruik van de komma), het ontlopen van de keus tussen *'as'* en *'than'*, bungelende deelwoorden zoals *'using'* en het vluchten in te omzichtige formuleringen.
- Sommige Engelse woorden hebben een voor Nederlanders onverwachte betekenis.
- De spelling (Brits of Amerikaans) moet worden aangepast aan het tijdschrift van keuze.

Kan ik eigenlijk wel in het Engels schrijven? Dat vraagt een beginnende auteur zich vaak af bij het intikken van de eerste woorden van het eerste artikel voor een internationaal medisch publiek. Toch zal het maar zelden voorkomen dat auteurs hun artikel eerst volledig in het Nederlands schrijven en vervolgens naar een vertaalbureau sturen. De eerste auteur heeft immers bij de voorbereidingen van het onderzoek al veel Engelstalige artikelen over het onderwerp in kwestie gelezen, soms ook een poster gemaakt voor een internationaal congres, of daar zelfs een mondelinge voordracht gehouden. Het ijs is dan al een beetje gebroken. Bovendien maakt de beginnende auteur in de regel deel uit van een groep met meer ervaren onderzoekers, die de eerste en volgende versies van het artikel van commentaar kunnen voorzien – ook wat het Engels aangaat.

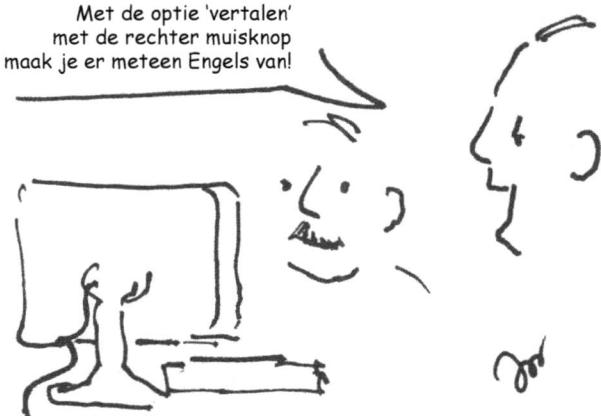

Het eerste begin

Is het de bedoeling zelf in het Engels te gaan schrijven, maak dan niet eerst een volledig uitgeschreven Nederlandse versie om die vervolgens te gaan vertalen. Het Engels gaat veel eerder 'knarsen' als het uit het Nederlands wordt vertaald dan wanneer we het spontaan opschrijven. Beheersing van het Engels is voor Noord-Europeanen minder moeilijk dan voor sprekers van Romaanse talen of Aziaten. Toch verschillen de beide talen in zinsbouw, zodat men moet voorkómen dat in een Engelse tekst de Nederlandse herkomst zichtbaar blijft.[1] Een lijstje met punten over wat in elk onderdeel van het artikel aan de orde moet komen, kan men natuurlijk best in de eigen taal opschrijven, maar complete zinnen in het Nederlands zijn eerder een hinderpaal dan een hulpmiddel.

Zelfhulpboeken

Engelstalige boeken die hulp bieden bij het schrijven van wetenschappelijke artikelen (zie de literatuurlijst bij hoofdstuk 1 *Wetenschappelijk publiceren valt te leren*) gaan net als dit boek bijna alleen over algemene beginselen en niet over taal. In de jaren vijftig van de vorige eeuw verscheen een alleraardigst boekje dat Sir Ernest Gowers schreef voor overheidspersoneel (*Plain words*), om hen te behoeden voor de ook in Nederland beruchte verkramping in de ambtelijke schrijfstijl ('*officialese*'). Het is nu nog op internet in te zien (http://www.ourcivilisation.com/smartboard/shop/gowerse/complete/index.htm). Een boek over Engels idioom dat ambitieuze auteurs beslist binnen handbereik moeten hebben, is Fowlers *Better English usage*, dat natuurlijk van tijd tot tijd wordt herzien.[2] Daarin kan men het antwoord vinden op allerlei gewone en minder gewone vragen over de taal. Bijvoorbeeld: is het '*a historical study*' of '*an historical study*'? (te vinden onder de A), en is het '*to compare with*' of '*to compare to*'? (te vinden onder de C). Voor de volledigheid de antwoorden: het is '*an*', terwijl bij 'compare' het 'to' eigenlijk was voorbehouden aan dichterlijke vergelijkingen ('*I compare thee to a summer's day.*'), maar het mag nu zo langzamerhand allebei – tenminste, meestal.

Korte zinnen, gewone woorden

Wat voor het Nederlands geldt (zie hoofdstuk 12 Stijl), geldt niet minder voor het Engels. Stapel geen bijzinnen op elkaar, maar zorg dat de lezer zonder extra moeite begrijpt wat de tekst te zeggen heeft. Bij de woordkeus dreigt ook in het Engels het gevaar dat de beginnende auteur onbewust terugvalt op plechtige woorden of uitdrukkingen, met het onbedoelde gevolg dat de lezer wordt verveeld in plaats van geïmponeerd. In het dagelijks leven bezigt geen mens zinnen zoals '*prior to boarding the airplane, I did some shopping*'. In plaats daarvan zegt men '*Before I boarded the plane,*' etc. Toch wemelen manuscripten helaas van de '*prior to*'s'. Om dezelfde reden moeten stijve uitdrukkingen zoals '*due to*' en '*reveal*' (onthullen!) beslist plaatsmaken voor '*because of*' en '*show*'.

Voor veel begrippen heeft het Engels ten minste twee woorden, namelijk die van Angelsaksische oorsprong – op zichzelf ook al een mengtaal – en die uit het Frans, ingevoerd na de Normandische invasie van 1066.[3] Als men de keus heeft, is het 'noordelijke' (Angelsaksische) woord vaak eenvoudiger en daarom te verkiezen boven het 'zuidelijke' (Romaanse) woord. Daarom liever '*rate*' dan '*frequency*', liever '*fast*' dan '*accelerated*', enzovoorts.

Beruchte uitglijders

Over sommige kwesties struikelt bijna elke onervaren auteur in de eerste versie van een artikel.

'WHO, WHICH' EN 'THAT'

Ter verduidelijking eerst iets over het Nederlands. De aan- of afwezigheid van een komma voor het woordje 'die' of 'dat' aan het begin van een bijzin is belangrijker dan het lijkt.[4] Want in de bijzin '... genen die samenhangen met de ontwikkeling van atherosclerose ...' zou het toevoegen van een komma voor 'die' betekenen dat het navolgende betrekking heeft op álle genen (bijzin met toegevoegde betekenis). En dat is onzin, want de meeste genen hebben niets met atherosclerose te maken. Daarom is de komma dan ook weggelaten, zodat de bijzin alleen slaat op sómmige genen (bijzin met beperkende betekenis).

In het Engels werkt dit op dezelfde manier voor personen; in dat geval staat er *'who(m)'* aan het begin van de bijzin. Voor onpersoonlijke zaken moeten we kiezen tussen *'which'* en *'that'*. 'Which' wordt gebruikt in uitbreidende zinnen (mét komma), maar 'that' in beperkende bijzinnen (zonder komma). De zin *'Our results differ from previous studies, which showed ...'* betekent dat álle voorgaande onderzoekingen over het onderwerp andere resultaten lieten zien. Maar als er staat *'Our results differ from previous studies that showed ...'* slaat dat alleen op een beperkt deel van voorgaande onderzoekingen.

'AS COMPARED TO'

Het hachelijke onderscheid tussen 'dan' en 'als' bestaat in het Engels op dezelfde manier als in het Nederlands. De cabaretier en auteur Kees van Kooten heeft daarover een vermakelijk stukje geschreven.[5] Auteurs hebben een onbedwingbare neiging die keus te ontvluchten door uit te wijken naar een gewrongen constructie zoals 'vergeleken met' en *'as compared to'*. Dat is helemaal niet nodig, want het onderscheid is heel gemakkelijk: *'I am as tall as my father, but I am taller than my sister.'*

'USING' EN ANDERE BUNGELENDE DEELWOORDEN

Een deelwoord heeft altijd betrekking op het onderwerp, zoals in de zin *'Panting and pouring with sweat he reached the finish.'* Maar in de zin *'The rectum is sharply excised under direct vision with respect for anatomical planes, keeping the mesorectal fascia intact'* is 'rectum' het onderwerp, terwijl de schrijver van de zin de operateur bedoelt. Nog een voorbeeld: *'First noticed at five weeks of age, the infant would sneeze whenever she was brought into bright sunlight.'*[6] Vooral de term *'using'* wordt voortdurend misbruikt, tot in titels van artikelen toe. Het is en blijft een deelwoord van *'to use'*, en niet een synoniem van 'met' of 'door middel van'. 'Birds *were observed using 8x10 binoculars'* , is het klassieke voorbeeld van hoe het mis kan gaan.[6] Het is vaak de lijdende zinsvorm waardoor de ongewilde verwisseling van het onderwerp ontstaat. De oplossing: schrijf *'with'*, *'by means of'*, of desnoods *'by using'*.

VERSTOPPERTJE SPELEN

Voorzichtige formuleringen vormen een retorisch middel om de lezer te overtuigen (*'hedging'*, ofwel dekking zoeken).[7] Zo impliceert het Engelse woord *'may'* enige onzekerheid: *'I may go home'* betekent dan ook: *'Ik ga misschien naar huis'*. Maar in wetenschappelijke publicaties wordt een omzichtige uitdrukking als *'may'* of *'might'* nogal eens vergezeld door ettelijke andere slagen om de arm. Een auteur die schrijft: *'Our findings suggest the possibility that treatment X may be superior to treatment Y'* , lijkt ternauwernood in zijn eigen resultaten te geloven. Men moet zijn conclusies ook weer niet zonder enige terughoudendheid aan de lezer opdringen, maar in dit geval was *'suggest'* voldoende geweest.

Het juiste woord

Al kunnen Nederlandse onderzoekers zich in het Engels aardig redden, hun woordenschat in die taal is en blijft beperkter dan die in de moedertaal. Daarom is een goed woordenboek onmisbaar.

Tabel 14.1 'Foute vrienden': enkele woorden die in het Engels een andere betekenis hebben dan een erop gelijkend woord in het Nederlands.		
het Engelse woord	betekent niet	maar betekent
definite	definitief	duidelijk
eventually	eventueel	uiteindelijk
insult	aanval van epilepsie	belediging
latter	laatstgenoemde	laatste van twee
paragraph	paragraaf	alinea
practically	praktisch	bijna
presently	tegenwoordig	binnenkort
qualification	kwalificatie	voorbehoud
rehabilitation	eerherstel	revalidatie
revalidation	revalidatie	herregistratie

Maar soms heeft de Engelse term die daarmee gevonden wordt, toch niet precies de gevoelswaarde die de schrijver voor ogen staat. In die veelvoorkomende situatie is een thesaurus met synoniemen en verwante begrippen van onschatbare waarde. De eerste thesaurus werd opgesteld door de Engelse arts en lexicograaf Peter Mark Roget (1779-1869); de meeste huidige thesauri zijn van de zijne afgeleid en dragen nog zijn naam. Tegenwoordig zijn ze niet alleen in boekvorm, maar ook via internet te raadplegen (http://thesaurus.reference.com/).

Een voorbeeld. Stel dat een auteur wil zeggen dat bepaalde details in het deel 'resultaten' zijn weggelaten, omdat ze niet van wezenlijk belang zijn voor de vraagstelling. Een ander woord dan *'delete'* wil hem even niet voor de geest komen, maar die term doet hem te veel aan computers en aan vernietiging denken. Het raadplegen van de thesaurus levert in een handomdraai bruikbare synoniemen, zoals *'omit'* en *'exclude'*; intussen komt de schrijver zelf nog op *'not reported'*. Er zijn diverse 'foute vrienden', d.w.z. Engelse woorden die lijken op Nederlandse woorden, maar iets anders betekenen. Een paar voorbeelden staan in tabel 14.1.

Voor Amerikaans Engels zijn de grammaticale regels niet anders dan voor Brits Engels, maar de spelling verschilt in een aantal opzichten. Britten schrijven een dubbelklank 'ae' in medische termen zoals *'haemorrhage'* en *'ischaemia'* en Amerikanen een 'e' (*'hemorrhage'* en *'ischemia'*). Verder schrijven Britten *'centre'* en *'randomise'* en Amerikanen *'center'* en *'randomize'*. Het is onbeleefd om een artikel met Amerikaanse spellingwijze aan een Brits tijdschrift aan te bieden, en omgekeerd.

Tot slot

Oefening baart kunst, maar dat oefenen kan ook op andere manieren dan via constructieve kritiek van meer ervaren medeauteurs op eerste versies van manuscripten, of van wetenschappelijke eindredacties van tijdschriften op de aangeboden versie. Lezen van de rijke Engelstalige literatuur in de vrije tijd is niet alleen aangenaam, maar heeft als prettige bijwerking dat men daardoor steeds meer oor krijgt voor het Angelsaksisch idioom.

Wij eindigen daarom met de vraag hoe de volgende zin zou moeten lopen. De kromme variant hieronder wordt toegeschreven aan

Churchill, die zich ergerde aan de – overdreven – regel dat een zin niet met een voorzetsel mag eindigen: 'This is the sort of English up with which I will not put.'

Literatuur

1. Burrough-Boenisch J. Culture and conventions: writing and reading Dutch scientific English. [Proefschrift]. Utrecht: Landelijke Onderzoekschool Taalwetenschap, 2002.
2. Burchfield, RW. The new Fowler's modern English usage. 3rd ed. Oxford: Oxford University Press, 1998.
3. Bryson B. The mother tongue – English & how it got that way. New York: Harper Collins,1991.
4. Truss L. Eats, shoots and leaves – the zero tolerance approach to punctuation. London: Profile Books, 2003.
5. Kooten, K van. Een alskbare taak. In: Kooten K van. Meer dan alle modermismen. Amsterdam: De Bezige Bij, 1994; pp. 218-221.
6. Loviglio L. Abusing 'using'. CBE Views 1997;20:110-110.
7. Hyland K. Writing without conviction? Hedging in science research articles. Applied linguistics 1996;17:433-454.

Beoordeling en revisie van een manuscript

15

Samenvatting
- Iedere inzending wordt eerst door de hoofdredactie beoordeeld op geschiktheid voor het tijdschrift.
- Indien een manuscript potentieel in aanmerking komt, zal de hoofdredactie het doorsturen naar referenten voor de vakinhoudelijke beoordeling.
- Referenten kunnen adviseren de bijdrage af te wijzen of zij kunnen aan de auteurs detailkritiek geven waar een manuscript aan moet voldoen voordat het gepubliceerd kan worden.
- Auteurs dienen de kritiek van de referenten in de revisie van hun manuscript te verwerken, of met argumenten te pareren. De hoofdredactie controleert dit proces.
- Na aanvaarding van een manuscript volgt nog een intensieve eindredactionele bewerking.
- Veel afgewezen manuscripten vinden toch een plek bij een ander tijdschrift, niet op de laatste plaats door alle verbeteringen die naar aanleiding van de suggesties van de referenten zijn gedaan.

Elke auteur wacht na indienen van het manuscript enigszins ongedurig op het antwoord van de redactie. Zal het geaccepteerd worden, of vindt de redactie het niet geschikt voor publicatie in haar tijdschrift? Vaak realiseert men zich niet dat de redactie een deel van de ingediende manuscripten wel wil publiceren, maar alleen als deze aangepast worden aan het commentaar van beoordelaars. Deze revisieronde is een essentiële verbeterslag voor het manuscript.
In dit artikel komen de verschillende aspecten bij het reviseren van een manuscript aan de orde.

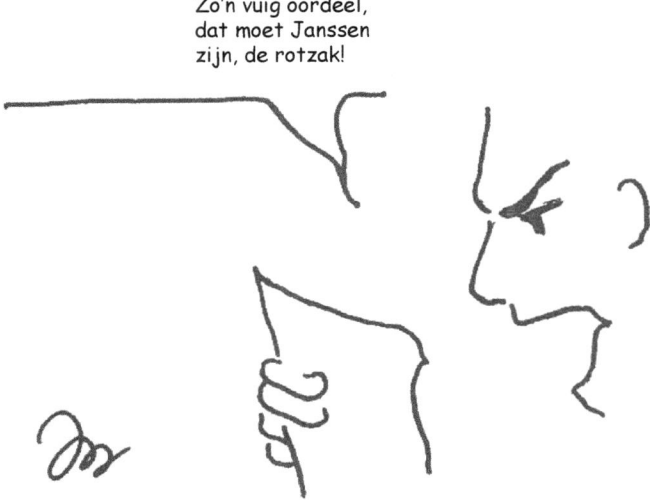

Beoordeling door de hoofdredactie

Bij specialistische tijdschriften komen redacties zelden bijeen en beoordeelt de hoofdredacteur op eigen gezag of een artikel geschikt is en in aanmerking komt voor extern advies van deskundigen ('peer review'). Bij algemeen geneeskundige tijdschriften zoals het Nederlands Tijdschrift voor Geneeskunde (NTvG) bespreekt de hoofdredactie wekelijks de binnengekomen manuscripten.
Bij die eerste lezing stelt de hoofdredactie zich op als een algemeen geïnteresseerde lezer op het gebied van de klinische geneeskunde. Sommige artikelen worden bij eerste schifting direct afgewezen (figuur 15.1).
De redenen daarvoor zijn divers, maar helder.[1] Allereerst het onderwerp. Mogelijk past dat niet in de opzet van het tijdschrift; zo ligt de nadruk bij algemeen geneeskundige tijdschriften op klinisch-wetenschappelijke artikelen. Uitwerkingen van enquêtes over de naleving van richtlijnen vallen daar meestal buiten. Te specialistische manuscripten halen het ook niet, dat wil zeggen artikelen over specialistische onderwerpen waar iemand van buiten het specialisme weinig van kan leren – denk aan het vergelijken van twee soorten voedingsbodems voor het kweken van een bepaald micro-organisme. Een

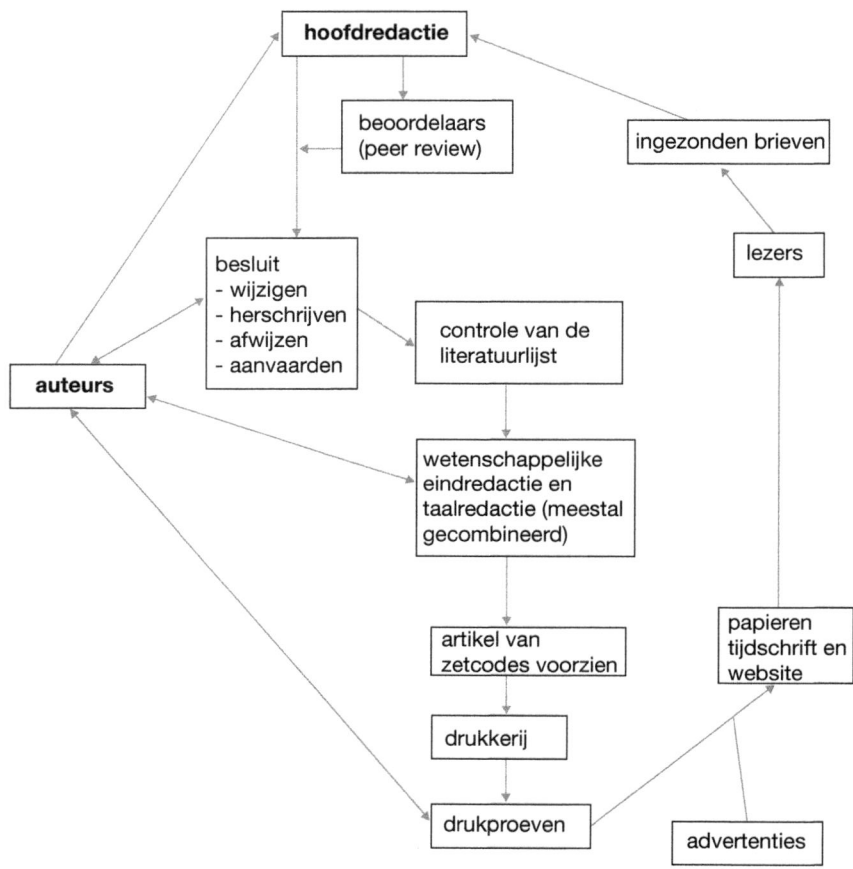

Figuur 15.1 *Stroomdiagram van aanbieding tot publicatie van een artikel bij een algemeen geneeskundig tijdschrift.*

algemeen medisch tijdschrift wil een breed beeld geven van het vak en de redactie heeft de stelregel dat een onderwerp lezers uit meerdere specialismen moet aanspreken.
Een bijdrage moet het liefst nieuwe medische informatie brengen.
Een onderwerp dat bijvoorbeeld recent al aan bod is geweest, levert voor de regelmatige lezers niets nieuws. Zij zijn niet gebaat bij herhalingen. Een wetenschappelijk onderzoek over de organisatie van de zorg is soms interessant, maar een inzending over de werkwijze bij

de liesbreukoperatie in bijvoorbeeld Alkmaar heeft voor de rest van Nederland minder nieuwswaarde. Verder zijn sommige manuscripten buitensporig lang of raakt de lezer de draad kwijt door een onduidelijke structuur, door slordigheden zoals patiënten die in de loop van het onderzoek zijn verdwenen, of door een vage of bureaucratische schrijfstijl.

Ten slotte komt het voor dat de hoofdredactie een manuscript weigert wegens een onvermelde belangenverstrengeling, het niet melden dat het om een herhaalde publicatie gaat of het gelijktijdig aanbieden van hetzelfde manuscript aan twee tijdschriften. Een andere reden voor afwijzing is onderzoek dat is uitgevoerd zonder toestemming van een medisch-ethische commissie.

Het verdient altijd aanbeveling om het manuscript voordat men het voor het eerst naar een tijdschrift stuurt, vooraf door een geïnteresseerde relatieve buitenstaander te laten lezen. Als bijvoorbeeld een niet al te gedweeë coassistent het verhaal begrijpt, is de kans groot dat de begrijpelijkheid voor de algemene medische lezer in orde is. Raakt een algemeen arts het spoor echter bijster in een wirwar van vaktermen, anatomische beschrijvingen zonder illustraties en afkortingen zonder uitleg, dan moet men het artikel herschrijven.

Als het artikel een nuttige boodschap heeft, zal de hoofdredactie proberen het te behouden, maar het is duidelijk dat er dan in ieder geval een grondige revisie nodig is.

Beoordeling door referenten: wijzigen of herschrijven

De meeste aangeboden manuscripten met een klinisch-geneeskundig onderwerp worden ter beoordeling naar referenten gestuurd. Bijna alle tijdschriften werken met een vaste kern van specialisten die een aantal jaren zitting hebben in de redactieraad. Voor deelonderwerpen doen redacties daarnaast een beroep op externe referenten. Meestal worden voor een beoordeling twee referenten benaderd. Een inzending over cardiomyopathie bij zwangeren wordt bijvoorbeeld door een cardioloog en een obstetricus beoordeeld. Beiden dienen afkomstig te zijn uit andere instellingen en ook niet op een andere manier gelieerd te zijn aan de auteurs, om te voorkomen dat het oordeel wordt gekleurd door belangenverstrengeling. Vaak neemt deze beoordeling enige weken in beslag.

De referenten sturen hun opmerkingen over het manuscript terug naar de hoofdredactie, die dan aan de hand van de adviezen een be-

slissing neemt. De uitersten hiervan zijn duidelijk: referenten kunnen adviseren een manuscript af te wijzen en zij kunnen adviseren het manuscript, zoals het is, te publiceren. De hoofdredactie zal deze adviezen doorgaans overnemen.
Niet zelden zit het oordeel van referenten tussen deze uitersten in: er moet eerst een aantal zaken gewijzigd worden voordat het artikel publicabel is. Soms is er een lange lijst met adviezen ter verbetering. De auteurs krijgen deze lijst door de hoofdredactie toegestuurd met het verzoek om ze in het artikel te verwerken. Vaak voegt de hoofdredactie nog eigen opmerkingen aan de lijst toe. Het advies van de referent kan echter ook ingrijpender zijn: een volledige revisie van het manuscript is dan nodig. De hoofdredactie behoudt echter de eindverantwoordelijkheid. Zij kan beargumenteerd afwijken van de adviezen van een referent.

Revisie door de auteurs

De auteurs gaan met de adviezen van de hoofdredactie en de referenten aan de slag, natuurlijk nadat alle medeauteurs geïnformeerd zijn en het werk is verdeeld. Auteurs zijn niet verplicht om iedere opmerking van de referent over te nemen. Ook de referent kan ernaast zitten. Wel bestaat de verplichting om in een begeleidende brief alle opmerkingen puntsgewijs en beargumenteerd te bespreken. Probeer echter zoveel mogelijk tegemoet te komen aan de adviseurs en vermijd een gelijkhebberige debatteertoon ('Dat stond er toch al!'). Als een adviseur iets niet goed begrepen heeft, is er gerede kans dat de passage ook voor anderen, met name voor toekomstige lezers, onduidelijk is of op de verkeerde plaats staat.
Voeg bij het gereviseerde manuscript een brief voor de hoofdredactie met de lijst van opmerkingen en de bijbehorende antwoorden. Vervaardig een nieuwe 'schone' versie van het manuscript en een versie met revisiemarkering. Dit laatste is een optie in Word ('Extra'/'Wijzigingen bijhouden') die duidelijk laat zien op welke punten het document veranderd is. Dit maakt het voor de hoofdredacteur mogelijk om vast te stellen of het artikel voldoende is aangepast of dat het manuscript opnieuw naar de referenten moet voor een tweede inhoudelijke beoordeling ('Zijn de auteurs voldoende aan uw commentaar tegemoetgekomen?').
Als de auteurs nalaten om duidelijk te maken wat hun antwoord is op de kritiek van de referent, zal dit de hoofdredactie irriteren – om be-

grijpelijke redenen. Die moet namelijk afwegen of de kostbare tijd van de referenten nogmaals moet worden gevraagd. Wanneer het antwoord op de kritiek onduidelijk is, leidt dit in ieder geval tot onnodige vertraging. Negeren van opmerkingen is ook geen goede strategie – de hoofdredactie ziet liever een beargumenteerde andere mening.

Na adequate aanpassing, soms na nog een extra ronde, kan het artikel uiteindelijk worden geaccepteerd voor publicatie.

Aanvaarding

De datum waarop een artikel aanvaard is voor publicatie wordt vastgelegd en vaak ook bij het artikel afgedrukt. Die datum is van belang om vast te stellen wie iets als eerste heeft beschreven. Voor belangrijke wetenschappelijke doorbraken geldt de aanvaardingsdatum als het moment waarop de ontdekking werd gedaan.

Met die datum is nog niet duidelijk wanneer de redactie het artikel daadwerkelijk gaat publiceren. Het is gebruikelijk om artikelen op volgorde van aanvaardingsdatum te publiceren, maar het publicatiemoment hangt mede af van aanvaarding van artikelen over verwante onderwerpen die de redactie in combinatie wil laten verschijnen. Ook kan de redactie een commentaar bij het artikel schrijven of laten schrijven.

Aanvaarding wil geenszins zeggen dat het manuscript klaar is. Het wordt vervolgens – zeker bij algemeen geneeskundige tijdschriften – nog inhoudelijk gecorrigeerd door een wetenschappelijk eindredacteur en vaak op juist taalgebruik door een taalredacteur. Soms, zoals bij het NTvG, maakt bovendien een illustrator verklarende tekeningen bij afbeeldingen van bijvoorbeeld röntgenfoto's of microscopische preparaten.

Over het resultaat van die inhoudelijke en taalkundige bewerking, alsmede over de vervaardigde illustraties, wordt weer met de auteurs gecorrespondeerd. Meestal vindt de redactie bij de bewerking namelijk nog onduidelijkheden die de auteurs moeten oplossen. Daarna gaat het manuscript naar de drukkerij voor de volgende fase: die van de drukproeven. Pas als die akkoord zijn bevonden, kan het feitelijke publiceren beginnen.

Veel tijdschriften publiceren een artikel of alleen de samenvatting eerst op internet. Het NTvG streeft ernaar om alle artikelen eerst online te publiceren. De redactie maakt vervolgens wekelijks een selectie van artikelen die zij in het papieren tijdschrift wil afdrukken.

Afwijzing

Een afwijzing is vervelend, maar deze betekent niet altijd het einde van het manuscript. Afwijzing betekent slechts dat déze redactie dít manuscript in déze vorm niet geschikt acht voor dít tijdschrift. Bij het NTvG wijst men bijvoorbeeld meer dan een op de drie artikelen af, bij internationale medische tijdschriften zoals The Lancet en The New England Journal of Medicine is dat 95% of meer.[2 3] Vaak hebben de auteurs van een afgewezen manuscript waardevolle kritiek van de referenten en de hoofdredactie gekregen. Deze adviezen komen van pas voor een hernieuwde inzending bij een ander tijdschrift. Van artikelen die het NTvG had afgewezen, werd uiteindelijk 60% toch gepubliceerd.[4] Word bij afwijzing niet boos op de hoofdredactie. Die zit er niet om manuscripten af te wijzen. Integendeel, vaak werkt men primair zelfs met de instelling: is dit manuscript nog geschikt te maken? Hoofdredacties waken echter wel als een cerberus over de inhoudelijke formule en de kwaliteit van hun tijdschrift. Nee-zeggen is daarbij een essentieel onderdeel van het werk. Indien auteurs zich niet kunnen vinden in een afwijzing staat het hun vrij te hoofdredactie hierover nogmaals te benaderen. Bedenk echter dat de afwijzing, op kwaliteit of onderwerp, beargumenteerd is gedaan. Bij reclameren over de beslissing tot afwijzen dient men dus steekhoudende tegenargumenten te hebben.

Referenten

Het revisieproces is meestal een onontbeerlijke schakel in het ontstaansproces van een manuscript. Bedenk hierbij dat referenten hun werk vrijwillig doen en meestal ook onbezoldigd. Het werk moet vaak naast vele andere verplichtingen gebeuren en het blijft geheel anoniem. Maar de inzet van de beoordelaars is bij een uiteindelijk geaccepteerd artikel vaak zo substantieel dat die een auteurschap, in theorie, zou rechtvaardigen. Zonder referenten zou menig inzending het niet halen of met een beduidend geringere kwaliteit.[5] Benut deze 'gratis service' van een tijdschrift ten volle!

Literatuur

1 Kan CC, Lockefeer JHM, Overbeke AJPM. Redenen van afwijzing van artikelen voor publikatie bij het Nederlands Tijdschrift voor Geneeskunde in 1990. Ned Tijdschr Geneeskd. 1991;135:840-5.
2 Bloemenkamp DGM, Hart W, Overbeke AJPM. Het percentage artikelen dat werd aanvaard of afgewezen voor publicatie in het Nederlands Tijdschrift voor Geneeskunde in 1997. Ned Tijdschr Geneeskd. 1999;143:157-9.
3 Curfman GD, Morrissey S, Annas GJ, Drazen JM. Peer review in the balance. N Engl J Med. 2008;358:2276-7.
4 Koene HR, Overbeke AJPM. De uiteindelijke bestemming van artikelen afgewezen voor publikatie in het Nederlands Tijdschrift voor Geneeskunde. Ned Tijdschr Geneeskd. 1994;138:2443-6.
5 Pierie JPEN, Walvoort HC, Overbeke AJPM. De invloed van peer review en redactionele bewerking op de kwaliteit van oorspronkelijke stukken in het Nederlands Tijdschrift voor Geneeskunde. Ned Tijdschr Geneeskd. 1997;141:42-7.

Publiciteit en omgang met de publiekspers

16

Samenvatting

- Onderzoekers die voor hun resultaten aandacht van publieksmedia willen, moeten eerst nadenken over hun doel, de bijbehorende doelgroep, de over te brengen boodschap en het geschiktste medium.
- De vertaling van een wetenschappelijk artikel naar een nieuwsbericht kan misgaan doordat het voor een niet-ingewijde lastig is de betekenis van een onderzoek binnen de bestaande kennis aan te geven en doordat journalisten meer dan artsen/onderzoekers gericht zijn op het brengen van nieuws.
- De onderzoeker kan misverstanden voorkomen door duidelijk te zijn en de journalist te voorzien van extra informatie.
- Een arts-onderzoeker die wordt geïnterviewd voor een massamedium, moet zich voorbereiden om ervoor te zorgen dat de boodschap goed overkomt bij het publiek (leken en niet te vergeten de betreffende patiënten en hun naasten).

Artsen-onderzoekers van wie binnenkort een wetenschappelijk artikel wordt gepubliceerd, lopen de kans dat de publiekspers aandacht aan hun onderzoek wil besteden. De bepaling dat pas ná publicatie van een artikel in een wetenschappelijk tijdschrift publiciteit in andere media is toegestaan, maakt het journalisten mogelijk hun verhaal zorgvuldig voor te bereiden. Deze regel is niet onomstreden,[1] maar een belangrijk voordeel ervan is dat op het ogenblik dat de lekenpers over een onderzoek bericht, tegelijkertijd ook alle wetenschappelijke informatie beschikbaar is. Journalisten worden vaak geholpen door persvoorlichters van onderzoeksinstellingen en door tijdschriftredacties, die hen vroegtijdig voorzien van persberichten en te publiceren artikelen, hun vragen beantwoorden of hen verwijzen naar de juiste

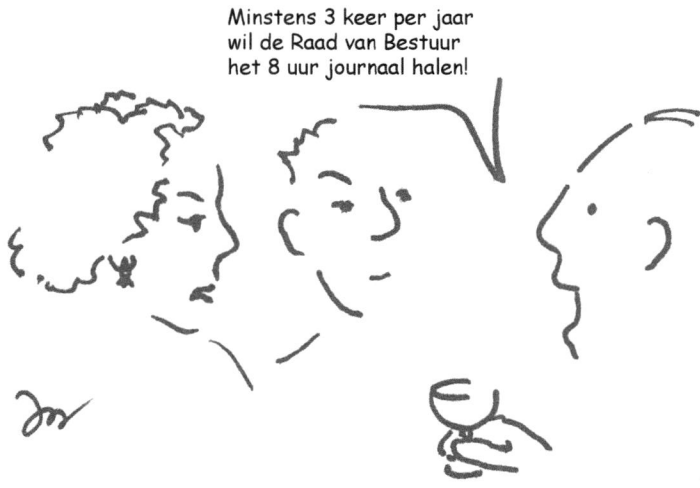

deskundigen. In dit hoofdstuk beschrijven wij hoe de artsen-onderzoekers er zelf voor kunnen zorgen dat in het mediacircus de eigen boodschap zo veel mogelijk centraal blijft staan.

Tijdschriftbeleid

Zodra een artikel is aanvaard voor publicatie, kunnen de auteurs zich alvast afvragen of aandacht in de publieke media is gewenst. Natuurlijk moeten zij daarbij rekening houden met wat het betreffende tijdschrift op publiciteitsgebied zelf doet. Sommige tijdschriften, bijvoorbeeld de JAMA en The Lancet, vestigen in 'editorials' extra aandacht op bepaalde artikelen en zij geven ook persberichten uit die gemakkelijk worden opgepikt door journalisten.
Ook het Nederlands Tijdschrift voor Geneeskunde zoekt actief de pers op met informatie waarvan de redactie het gevoel heeft dat de media er interesse voor zullen hebben.

Doel van de auteur

De vraag of aandacht in de publieke media is gewenst, moeten we toespitsen op het doel dat de auteurs daarmee zouden kunnen bereiken. Willen zij een onderwerp op de agenda krijgen van politici of

verdelers van onderzoeksgelden? Willen zij argumenten naar voren brengen die onderbelicht blijven in een wetenschappelijke of maatschappelijke discussie of een bijdrage leveren aan een vraagstuk dat niet kan worden opgelost vanwege een gebrek aan gegevens? Of willen zij hun positie als deskundige op een bepaald terrein verstevigen? De doelgroep kan uiteenlopen van lokale tot internationale groepen patiënten, studenten, huisartsen, medisch specialisten of andere professionals in de zorg tot beleidsmakers. Deze doelgroep bepaalt het medium. Met andere woorden: wat willen de auteurs het beoogde publiek precies vertellen en wat willen zij dat bij hen blijft 'hangen'? Om de boodschap te kunnen brengen, is het zaak een journalist over te halen om aandacht aan het onderwerp te besteden. De kans daarop is groter als het onderwerp 'nieuwswaardig' is of kan worden gemaakt. Daarbij acht men maatschappelijk relevante en dodelijke ziekten, zoals kanker en aids, boeiender dan vaak voorkomende, chronische aandoeningen, zoals reuma.[2 3] Slecht nieuws haalt de krant vaker dan goed nieuws.[4]
Een persbericht ten tijde van de publicatie is gemakkelijk en geschikt voor een algemeen publiek. Bij een beperktere doelgroep is het vaak beter een specifiek medium met diezelfde doelgroep te bellen en de betreffende journalist uit te leggen waar het om gaat. Bovendien heeft diegene dan een primeur of een exclusief verhaal, hetgeen de slagingskansen vergroot.

Van artikel tot fout bericht

Het gebeurt regelmatig dat onderzoekers en journalisten bij patiënten en hun familieleden valse hoop wekken met berichten over een 'medische doorbraak'.[5] Omgekeerd komt het ook voor dat kranten ten onrechte een misstand vermoeden en daar grote ophef over maken; daarvan hebben niet alleen patiënten last, maar ook de vals beschuldigde onderzoekers.[6 7]
De vertaling van een wetenschappelijk artikel naar een nieuwsbericht kan op verschillende manieren misgaan. De onderzoeker kan te enthousiast zijn over eventuele toekomstige toepassingen, te hoopvol over nieuwe onderzoeksprojecten of te ijdel. De niet-ingewijde begrijpt het artikel niet automatisch zoals de onderzoeker het heeft bedoeld. Maar ook wanneer de onderzoeker realistisch is en de inhoud van het artikel duidelijk, is het lastig een artikel te bewerken tot een kort en toegankelijk stuk met behoud van nuanceringen. Nog

moeilijker is om zonder achtergrondkennis de betekenis van een onderzoek aan te geven. Bij nieuwsberichten wordt er (uiteraard) niet gewacht op de wetenschappelijke discussie in het tijdschrift, die een aantal weken tot maanden na de oorspronkelijke publicatie plaatsvindt en waarin diverse soorten kritische kanttekeningen naar voren kunnen komen.[8] Als een journalist de vrijheid neemt om de nadruk te leggen op opvallende details en mogelijke gevolgen, is de kans groter dat de boodschap van de onderzoeker in het ongerede raakt (figuur 16.1).
Daarnaast hebben artsen-onderzoekers en journalisten verschillende invalshoeken.[12] Onderzoekers willen weten welke diagnostiek of behandeling het beste is in een bepaalde situatie. Een gerandomiseerd gecontroleerd onderzoek (RCT), of nog liever een meta-analyse van RCT's, is voor hen interessant omdat daarmee de betrouwbaarste informatie wordt verkregen. Als die resultaten bevestigen wat al bekend was uit eerdere, observationele onderzoeken, is dat voor artsen goed nieuws en voor journalisten geen nieuws. Journalisten berichten daarom vaker over observationeel onderzoek, zeker als dat een maatschappelijk relevant probleem betreft.[4] Zij willen nieuws brengen en zullen proberen bij de actualiteit aan te haken (figuur 16.2). Hoe de resultaten van een onderzoek passen in het geheel van de bestaande kennis, ligt buiten het gezichtsveld van de journalist.[14]

Van zender naar ontvanger

Vooral bij onderzoek waarvan de resultaten grote maatschappelijke gevolgen kunnen hebben, zoals bij nieuwe geneesmiddelen, is het van belang geen ongerechtvaardigde verwachtingen te wekken.[15] Het 'nieuws' bereikt namelijk niet alleen een massaal aantal half geïnteresseerde leken, maar ook een kleine groep direct betrokkenen: patiënten en hun naasten. Die laatste categorie behoort voor een arts belangrijker te zijn dan de eerste.
Ter ondersteuning van de artsen-onderzoekers hebben sommige instituten aparte woordvoerders in dienst of maken ze gebruik van speciale publiciteitscommissies. Publiciteit over wetenschappelijk onderzoek verloopt dan bij voorkeur via de afdeling Publiciteit of Voorlichting van de eigen instelling. De onafhankelijke positie van de eigen instelling kan onderzoekers in staat stellen om publicitaire druk van (mede)financierende organisaties of instanties te weerstaan

> **Methotrexate versus Cyclosporine in Moderate-to-Severe Chronic Plaque Psoriasis**

a

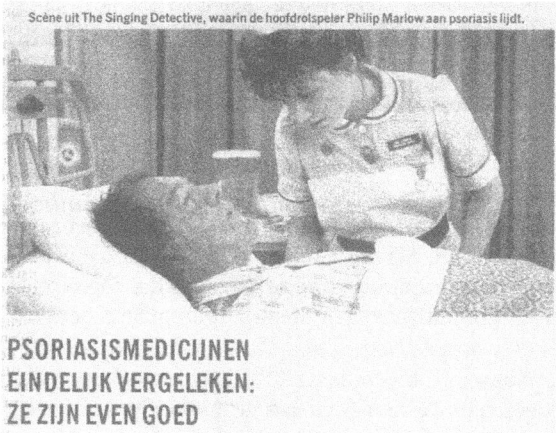

b

> **PSORIASIS: OUD MEDICIJN IS HET BEST**

c

Figuur 16.1 *Koppen van berichten over de directe vergelijking van methotrexaat en ciclosporine bij patiënten met matig tot ernstige plaque-psoriasis, met verschillende conclusies.*

(a) in het oorspronkelijke artikel in The New England Journal of Medicine is beschreven dat de middelen even effectief zijn en verschillen in de aard van de bijwerkingen, zodat artsen zich bij hun keuze kunnen laten leiden door het bijwerkingenprofiel, het toedieningsgemak en de kosten;[9] (b) in de NRC (454 woorden, vergezeld van 65 cm² kleurenfoto) is de boodschap dat de keuze per patiënt kan worden gebaseerd op de bijwerkingen (bij leverfunctiestoornissen is ciclosporine de beste keus) en de kosten (methotrexaat is goedkoper);[10] (c) in Medisch Contact (187 woorden en dezelfde kleurenfoto, maar dan 106 cm² groot) gaat in de rubriek Medisein de voorkeur uit naar methotrexaat omdat het goedkoper is en bijwerkingen ervan te voorkomen zouden zijn.[11]

> **De ramp in Volendam toont het grote belang van donorweefsel nog eens aan. Onlangs kwam een nieuw protocol tot stand dat artsen aangeeft wie geschikt kan zijn als donor, en wat er bij een orgaan- of weefseldonatie moet gebeuren.**

Figuur 16.2 *Introductie van een bericht over het modelprotocol voor postmortale orgaan- en weefseldonatie.*[13]
De eerste zin haakte aan bij de actualiteit en was daardoor zowel 'pakkend' als bijna ongepast. De tweede zin (de aanvankelijke beginzin) is informatief, maar werd 'saai' gevonden door de journalist-eindredacteur.

(AMC-researchcode; www.amc.uva.nl). Toch zijn voorlichters van instellingen wel eens gretiger op weg naar krant of televisie dan de onderzoekers zelf, omdat hun baan er rechtstreeks van afhangt.

INFORMEREN EN CONTROLEREN
De onderzoeker kan misverstanden voorkómen door de journalist te voorzien van extra informatie. Dit geldt uiteraard niet alleen voor de sterke punten van het onderzoek, maar ook voor de zwakke. Ook kunnen onderzoekers daarbij ingaan op de plaats van hun onderzoek in het grotere geheel. Journalisten kunnen zich natuurlijk ook laten informeren door een andere deskundige op het betreffende gebied. In ieder geval moeten zij voldoende ingaan op de nadelen van de behandeling en methodologische en andere tekortkomingen van het onderzoek, ook als die niet met zoveel woorden in het oorspronkelijke artikel staan en ook als het gaat om een artikel uit een gerenommeerd tijdschrift.[5 16]

Het is gebruikelijk dat een geïnterviewde vraagt of hij of zij het artikel van de journalist voor publicatie mag doorlezen op feitelijke onjuistheden en bij die gelegenheid eventueel nog wat aanvullingen geeft. Sommige journalisten houden daar niet zo van omdat de deadline krap is, maar andere vinden het juist wel prettig omdat het hen behoedt voor onnodige fouten. Het is wel zaak sober te zijn met opmerkingen, want journalisten raken geïrriteerd als zij een geheel herschreven artikel terugkrijgen. Dat kan er dan toe leiden dat zij vrijwel niets van de opmerkingen overnemen.

STUREN
In contacten met journalisten is de belangrijkste les voor onderzoekers dat zij goed blijven opletten en meedenken, ongeacht wie het initiatief heeft genomen.[17] De vaardigheden die vereist zijn bij het omgaan met de publieksmedia zijn te leren en kan men oefenen tijdens een mediatraining. In tabel 16.1 staan belangrijke aandachtspunten voor een arts-onderzoeker die is gevraagd voor een interview op de radio of televisie; deze zijn deels ook bruikbaar indien het interview zal worden afgedrukt in bijvoorbeeld een krant.

Om welk medium het ook gaat, het spreekt voor zich dat de 'ontvanger', de leek, de boodschap moet kunnen begrijpen. Daarom moet de onderzoeker als 'zender' eenduidige zinnen maken en, voor een publieksmedium, gewone taal gebruiken zonder Latijnse termen. Metaforen wekken makkelijk misverstanden en dienen vermeden te worden. Ook kan men beter niet ingaan op vragen over onderwerpen die buiten de eigen deskundigheid vallen of over meningen en uitspraken die andere personen gedaan zouden hebben, zonder die eerst te controleren. In plaats daarvan kan men als geïnterviewde een alternatieve vraag formuleren (Een betere vraag zou zijn: '...') en doorgaan met wat men zelf naar voren wil brengen (zie de tabel). Overigens is het ongebruikelijk dat een geïnterviewde een opname vóór uitzending ziet en daar wijzigingen in kan aanbrengen.

Het is bij perscontacten dus altijd zaak tevoren een boodschap te bedenken en die ter plekke helder te brengen. Reageer zakelijk en inhoudelijk op vragen, vanuit de eigen deskundigheid.

Een opvallende bijkomstigheid is dat een artikel in de wetenschappelijke literatuur vaker geciteerd wordt wanneer er in de publiekspers aandacht aan is besteed. Men kan allicht tegenwerpen dat die samenhang te maken heeft met het belang van het artikel. Toch ontbrak deze samenhang voor onderwerpen die tijdens een drie maanden durende staking van The New York Times door de redactie waren uitgezocht, maar niet afgedrukt. Kortom, dokters zijn óók krantenlezers.[18]

Tabel 16.1	Belangrijkste aandachtspunten voor een arts-onderzoeker die is gevraagd voor een interview op de radio of televisie.
vragen vooraf	• Moet ik dit wel doen? Ben ik hiervoor de aangewezen persoon? Wat is mijn belang? • Zijn er andere gasten? Zo ja, wie? (een boze patiënt? een jaloerse collega?) • Voor welke omroep is het, voor welk programma en wat is de programmaformule? • Wie is de interviewer? (is hij of zij beleefd, informerend, provocerend, sensatiebelust?) • Is de uitzending live (dan wordt er niet geknipt en is het product vaak beter omdat iedereen geconcentreerder werkt) of wordt het vooraf opgenomen? (dan is het maar afwachten wat de regisseur wil uitzenden) • Waar vindt het interview plaats? (bij voorkeur op het werk, met een aantrekkelijke achtergrond) • Hoe lang wordt de uitzending? (2 min uitzending vereist een andere aanpak dan 20 min)
de voorbereiding	• Verzamel uitgebreid informatie over het onderwerp, ook de laatste berichten. • Verzamel voorbeelden en anekdoten om de theorie aan op te kunnen hangen. • Bedenk de (kern)boodschap, schrijf hem op, leer hem uit het hoofd en maak hem u eigen. • Bedenk ook wat u níét wilt zeggen. • Bedenk mogelijke vragen en de antwoorden erop. • Oefen het beantwoorden hardop met iemand. • Zorg dat beeld (aankleding), geluid (toon) en inhoud (boodschap) bij elkaar passen.
het interview	• Begin met de boodschap, maak het meteen boeiend. • Houd het boeiend: wissel stemgebruik en houding af en straal betrokkenheid uit. • Wacht niet te lang met een concreet voorbeeld als kapstok om de theorie aan op te hangen. • Gebruik gewone taal (het gaat om een massamedium). • Wees niet te snel met het beantwoorden van een vraag; denk even na. • Stuur het gesprek door bepaalde woorden te accentueren. (de opmerking 'héél véél' leidt tot de vraag 'hoeveel?') • Houd de leiding met sturende zinnetjes: 'U kunt het ook anders zien ...', 'Uw vraag is heel interessant, maar waar het eigenlijk om gaat ...' • Maak duidelijk wanneer een subonderwerp is afgerond en een ander begint. ('Dit was ..., nu even over ...') • Indien er meerdere gasten in het programma zijn: neem initiatief om aan het woord te komen. • Sluit af met de boodschap.

Drs. R. Meijer, mediavoorlichter, en Judith Bosch, presentatie- en mediatrainer, gaven waardevolle informatie over het omgaan met de publiekspers.

Literatuur

1 Maanen H van. Ondoordacht beroep op de regel van Ingelfinger belemmert wetenschappelijke communicatie. Ned Tijdschr Geneeskd. 2008;152:666-7.
2 Maldegem BT van, Overbeke AJPM. Berichten in Nederlandse nationale kranten naar aanleiding van artikelen uit medisch-wetenschappelijke tijdschriften. Ned Tijdschr Geneeskd. 1999;143:1969-72.
3 Wardt EM van der, Taal E, Rasker JJ, Wiegman O. Media coverage of chronic diseases in the Netherlands. Semin Arthritis Rheum. 1999;28:333-41.
4 Bartlett C, Sterne J, Egger M. What is newsworthy? Longitudinal study of the reporting of medical research in two British newspapers. BMJ. 2002;325:81-4.
5 Vermeulen M. 'Alweer een doorbraak': meldingen in algemene pers wekken valse hoop. Ned Tijdschr Geneeskd. 2000;144:1879-82.
6 Meijer van Putten JB. Neurologisch onderzoek in opspraak. Ned Tijdschr Geneeskd. 1998;142:926-7.
7 Santen H van. Statistici: sterfte probiotica onnodig hoog. NRC Handelsblad 8 mei 2008.
8 Mahesh S, Kabos M, Walvoort HC, Overbeke AJPM. De betekenis van ingezonden brieven in het Nederlands Tijdschrift voor Geneeskunde, 1997/'98. Ned Tijdschr Geneeskd. 2001;145:531-5.
9 Heydendael VM, Spuls PI, Opmeer BC, Borgie CA de, Reitsma JB, Goldschmidt WF, et al. Methotrexate versus cyclosporine in moderate-to-severe chronic plaque psoriasis. N Engl J Med. 2003;349:658-65.
10 Dassen H. Psoriasismedicijnen eindelijk vergeleken: ze zijn even goed. NRC Handelsblad 16 augustus 2003.
11 Maassen H. Psoriasis: oud medicijn is het best. Med Contact. 2003;58:1268.
12 Galjaard H. Publieksmedia en gezondheidszorg. Ned Tijdschr Geneeskd. 1992;136:1309-13.
13 Kaandorp C, Huis in 't Veld G. Nieuw protocol orgaan- en weefseldonatie. Gezond, Nieuwsbrief Consumentenbond. 2001;3:7.
14 Brouwer M. Prebiotica verkleinen risico atopische dermatitis [ingezonden]. Med Contact. 2006;61:1552.
15 Heilbron J. Wetenschappelijk onderzoek: dilemma's en verleidingen. 2e druk. Amsterdam: Koninklijke Nederlandse Akademie van Wetenschappen; 2005.
16 Bubela TM, Caulfield TA. Do the print media 'hype' genetic research? A comparison of newspaper stories and peer-reviewed research papers. CMAJ. 2004;170:1399-407.
17 Baines CJ. Phyicians and the media: lessons from the school of hard knocks. CMAJ. 1994;150:2015-7.

18 Phillips DP, Kanter EJ, Bednarczyk B, Tastad PL. Importance of the lay press in the transmission of medical knowledge to the scientific community. N Engl J Med. 1991;325:1180-3.

GPSR Compliance
The European Union's (EU) General Product Safety Regulation (GPSR) is a set of rules that requires consumer products to be safe and our obligations to ensure this.

If you have any concerns about our products, you can contact us on

ProductSafety@springernature.com

In case Publisher is established outside the EU, the EU authorized representative is:

Springer Nature Customer Service Center GmbH
Europaplatz 3
69115 Heidelberg, Germany

www.ingramcontent.com/pod-product-compliance
Ingram Content Group UK Ltd.
Pitfield, Milton Keynes, MK11 3LW, UK
UKHW021259180426
11947UKWH00015B/931

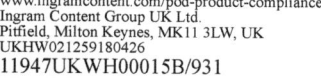